Mounir HAGUI

O serviço médico de urgência (SAMU)

Mounir HAGUI

O serviço médico de urgência (SAMU)

Análise de desempenho de diagnóstico

ScienciaScripts

Imprint

Cover image: www.ingimage.com

This book is a translation from the original published under ISBN 978-620-6-72412-4.

Publisher:
Sciencia Scripts
is a trademark of
Dodo Books Indian Ocean Ltd. and OmniScriptum S.R.L publishing group

120 High Road, East Finchley, London, N2 9ED, United Kingdom
Str. Armeneasca 28/1, office 1, Chisinau MD-2012, Republic of Moldova, Europe
Printed at: see last page
ISBN: 978-620-8-33509-0

Conteúdo

1 INTRODUÇÃO

Os serviços de assistência médica de urgência (SAMU) têm por objetivo organizar o socorro e prestar aos doentes, feridos e grávidas, onde quer que se encontrem, cuidados de urgência adaptados ao seu estado. A sua missão consiste em dar resposta a situações de urgência não programadas e de gravidade variável, utilizando recursos limitados em relação ao arsenal diagnóstico e terapêutico disponível no hospital.

O médico assistente desempenha um papel crucial quando é confrontado com uma chamada de emergência de um doente cuja vida pode estar em risco se não forem prestados os cuidados adequados rapidamente e da forma mais apropriada.

O seu papel consiste em assegurar que, escutando atentamente as necessidades médicas do doente e fazendo perguntas precisas à distância, ele seja capaz de suspeitar de um diagnóstico clínico e de iniciar a resposta mais adequada à natureza da situação.

O médico de urgência, que desempenha um papel tão importante como o do médico regulador, deslocar-se-á, através de uma unidade de emergência médica e de reanimação (UEMR), para tratar um doente fora do hospital, baseando-se unicamente nos pressupostos diagnósticos do médico regulador. No local, o médico terá ainda a tarefa, com recursos limitados, de confirmar ou retificar o diagnóstico clínico preliminar, iniciar o tratamento médico e decidir se o doente deve ou não ser evacuado para uma unidade de emergência para tratamento posterior, em consulta com o médico assistente.

As condições em que os doentes são tratados nos serviços de urgência são muito superiores, o que confere aos médicos de urgência uma certa facilidade na abordagem diagnóstica e terapêutica. O diagnóstico sugerido pelo médico assistente e suspeitado pelo médico no local é geralmente confirmado no serviço de urgência.

O nosso estudo é original na medida em que nos interessamos pela medicina pré-hospitalar, um dos elos mais fortes da medicina aguda. Poucos estudos se debruçaram sobre a avaliação da pertinência diagnóstica dos serviços EMS/EMUR na Tunísia.

O objetivo do nosso trabalho é avaliar o grau de concordância entre o diagnóstico sugerido pelo médico regulador, o diagnóstico suspeitado pelo médico interveniente e o diagnóstico final estabelecido pelo médico de urgência utilizado como referência.

2 MÉTODOS

1. Tipo e localização do estudo

Trata-se de um estudo prospetivo, observacional, unicêntrico, efectuado no centro de assistência médica de urgência militar (CMAMU) e no serviço de acolhimento de urgência (SAU) do principal hospital de formação militar de Tunes (HMPIT).

1.1. O Centro Militar de Assistência Médica de Emergência (CMAMU)

O Centro Militar de Assistência Médica de Emergência (CMAMU) foi criado pelo decreto ministerial n.º 66/2013, de 3 de fevereiro de 2013, que regula igualmente a sua organização e âmbito de ação. O centro foi inaugurado pelo Ministro da Defesa tunisino a 14 de junho de 2013 e está operacional desde então.

O CMAMU está situado no Hospital Militar de Instrução de Tunes (HMPIT). As suas instalações incluem :

- A unidade de receção e regulação de chamadas (CRRA) com um número gratuito: 199
- Atualmente, dispõe apenas de um serviço móvel de urgência e reanimação, o SMUR de Túnis, situado no HMPIT, o principal hospital de formação militar de Túnis, e que inclui 2 unidades hospitalares móveis (UMH).
- Um centro de formação e simulação de emergência da CESU
- Três gabinetes administrativos, 2 salas de permanência e uma oficina de equipamento.

Os beneficiários dos cuidados são os militares, os funcionários civis e os pensionistas do Ministério da Defesa, bem como as suas famílias.

1.2. Papel da CMAMU

A CMAMU fornece :

- Regulamentação médica em toda a Tunísia. O acompanhamento médico permanente permite dar a resposta médica mais adequada o mais rapidamente possível e, se necessário, encaminhar os doentes para o hospital mais adequado.
- Uma função de resposta que permite que as vítimas sejam socorridas e reanimadas no local do incidente e transportadas para o hospital.
- Formação médica inicial e contínua nos diferentes domínios da saúde e nas diferentes especialidades.
- Apoio médico a eventos militares e nacionais, se exigido por ordem ministerial.

1.3. Pessoal da CMAMU

O CMAMU está sob a direção de um professor associado de medicina de urgência. A equipa médica é composta por 7 médicos permanentes que asseguram :

- As funções de regulação médica e de intervenção pré-hospitalar numa base de 24 horas.
- Formação contínua do pessoal médico e paramédico do serviço.
- O desenvolvimento de procedimentos de trabalho e de trabalhos científicos.

A equipa paramédica é composta por :

- um supervisor
- 12 enfermeiros que alternam entre o trabalho como assistentes de regulação médica (ARM) e enfermeiros de intervenção.
- 1 secretário médico
- 1 técnico de superfície

O CMAMU recebe uma média de 400 000 chamadas por ano, incluindo 1171 casos de regulação e 619 serviços de emergência médica (dados de 2018).

2. Duração do estudo

O estudo foi efectuado durante um período de 12 meses em 2018.

3. Objectivos do estudo

O principal objetivo do nosso estudo foi avaliar o grau de concordância diagnóstica global entre o médico regulador, o médico intervencionista e o médico de urgência.

O objetivo secundário foi comparar, por grupo de doença, os diferentes diagnósticos sugeridos pelo médico regulador, suspeitados pelo médico interveniente e confirmados pelo médico de urgência.

4. Doentes

4.1. Critérios de inclusão

O estudo incluiu todos os doentes adultos com mais de 18 anos de idade para os quais o médico assistente tinha decidido dar alta do INEM, que tinham sido assistidos por um médico de urgência no local e posteriormente transferidos para o serviço de urgência do HMPIT.

4.2. Critérios de não-inclusão

Os doentes com as seguintes caraterísticas não foram incluídos no estudo:

- Mulheres grávidas com um motivo para telefonar relacionado com a sua gravidez.
- Qualquer patologia traumática resultante de um acidente ou de uma agressão
- Transferências secundárias
- Mortes e paragens cardio-respiratórias no local
- Intoxicação medicamentosa deliberada ou acidental, cujo diagnóstico é confirmado pela anamnese dos regulamentos.
- Alta não médica por um enfermeiro ou um técnico de emergência médica.

4.3. Critérios de exclusão

Foram excluídos do estudo os doentes que foram rapidamente reencaminhados para um serviço de internamento, mesmo antes de iniciarem os cuidados de emergência, e os casos com dados em falta que pudessem afetar a relevância do estudo.

4.4. Critérios de avaliação

No nosso estudo, limitámo-nos a dois parâmetros de avaliação qualitativa:

- **Objetivo primário:** O desempenho diagnóstico do centro de emergência médica militar, comparando o diagnóstico efectuado em ambiente pré-hospitalar pelos médicos reguladores e de intervenção com o efectuado pelo médico de emergência de referência.
- **Ponto final secundário:** Desempenho na tomada de decisões, avaliando o grau em que os doentes foram classificados por ordem de prioridade de acordo com a gravidade clínica.

5. Métodos

5.1. Recolha de dados

Os dados sobre os pacientes incluídos no estudo foram extraídos dos formulários de regulação e intervenção do centro CMAMU e dos registos médicos dos pacientes no serviço de urgência do principal hospital militar de Tunes.

Os dados epidemiológicos, clínicos e para-clínicos, diagnósticos e terapêuticos foram recolhidos através de uma Ficha de Registo de Casos (FRC) criada e dedicada ao estudo (Anexo 1).

O CRF tinha 3 secções:

- *Secção 1*: dedicada ao regulador médico, que inclui :
- dados epidemiológicos sobre os pacientes
- dados clínicos e de diagnóstico evocados
- o grau de prioridade de acordo com a classificação clínica dos doentes nos serviços de emergência médica (R1, R2, R3 e R4) (Apêndice 2,4)
- o grau de pertinência do diagnóstico efectuado pelo médico regulador.

■ S*ecção 2*: dedicada ao médico de intervenção, incluindo:

- suspeitas clínicas e de diagnóstico
- terapias no local
- o grau de urgência julgado pelo médico de urgência de acordo com a classificação clínica das doenças no serviço médico de urgência e reanimação do CCMS (Anexo 5).

Secção 3: dedicada ao médico de urgência, incluindo :

- o diagnóstico final

- o resultado final para os doentes

5.2. Qualificações dos médicos reguladores e de intervenção

Trata-se de médicos de clínica geral que trabalham a tempo inteiro no centro militar SAMU/SMUR com mais de 5 anos de experiência.

6. Realização do estudo

O estudo foi efectuado durante todo o ano de 2018, 24 horas por dia. Todos os doentes elegíveis para o estudo foram incluídos pelo médico regulador, que preencheu a parte 1 da CRF, e depois transferidos para o médico interveniente, que preencheu a parte 2 do estudo. No serviço de urgência, o doente dá entrada com o seu CRF e o médico de urgência preenche a secção 3.

7. Análise de dados

Os dados foram analisados com recurso ao software SPSS versão 19.0.

Calculámos :

- frequências simples e frequências relativas, bem como percentagens para variáveis qualitativas.
- de médias, medianas e desvios-padrão para variáveis quantitativas.
- O estudo de concordância foi efectuado utilizando o teste de concordância Kappa de Cohen.

Em todos os testes estatísticos utilizados, o nível de significância foi fixado em 0,05.

8. Pesquisa bibliográfica

O francês e o inglês foram utilizados como línguas de investigação.

8.1. Bases de dados utilizadas

A pesquisa bibliográfica foi efectuada através de :

- Motores de busca: Pubmed, Google scholar.
- Os sítios Web: Science direct, Hinari, Masson, Cochrane

Os artigos relevantes, as revisões da literatura e os estudos de caso foram referenciados neste trabalho.

A secção de bibliografia dos sítios Web das faculdades de medicina da Tunísia foi consultada para procurar teses e dissertações.

8.2. Palavras chave

As palavras-chave utilizadas para a pesquisa bibliográfica foram :

Serviço de assistência médica urgente : Serviço de assistência médica urgente

Diagnóstico : Diagnóstico

Emergências

Avaliação : Avaliação

Desempenho: Desempenho

8.3. Tratamento das citações e referências

A versão 5.0 do Zotero foi utilizada para organizar as referências.

9. Declaração de ausência de conflito de interesses

Declaramos não haver conflito de interesses entre o autor desta investigação, o orientador e os vários departamentos envolvidos no estudo. Não foi obtido qualquer subsídio para a realização deste trabalho.

10. Considerações éticas, confidencialidade e proteção dos dados pessoais dos doentes

Quando este trabalho foi realizado, não foram revelados dados pessoais que permitissem a identificação do indivíduo e foi respeitado o anonimato nos ficheiros e nos formulários de recolha de dados.

3 RESULTADOS

1. Recrutamento de doentes

O estudo decorreu durante um ano, em 2018. O número de pacientes elegíveis para o nosso estudo foi de 209.

A Figura 1 ilustra o processo de recrutamento de doentes elegíveis para o estudo.

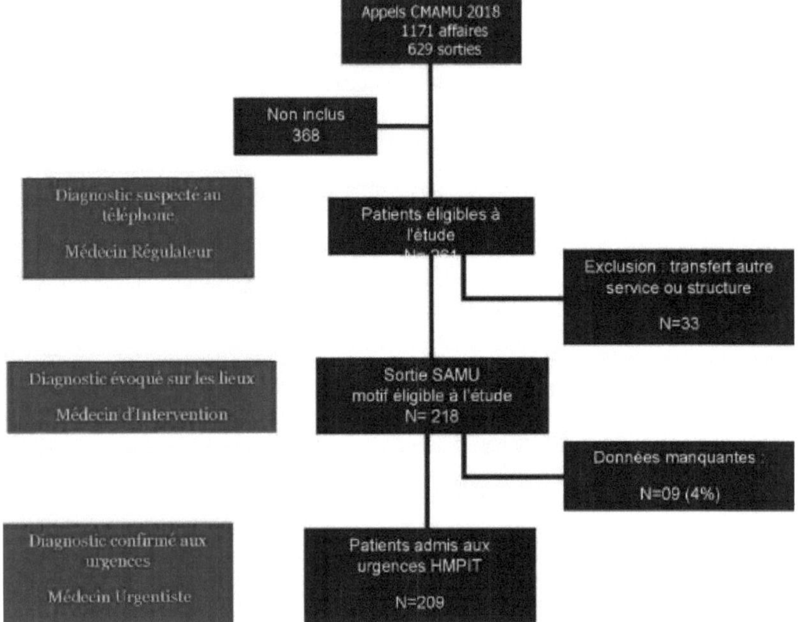

Figura 1: **Condução do estudo e inclusão de doentes**

2. Dados epidemiológicos dos doentes

2.1. Tipo

Os doentes dividiam-se em 144 homens (69%) e 65 mulheres (31%), com um rácio entre sexos de 2,21 (Figura 2).

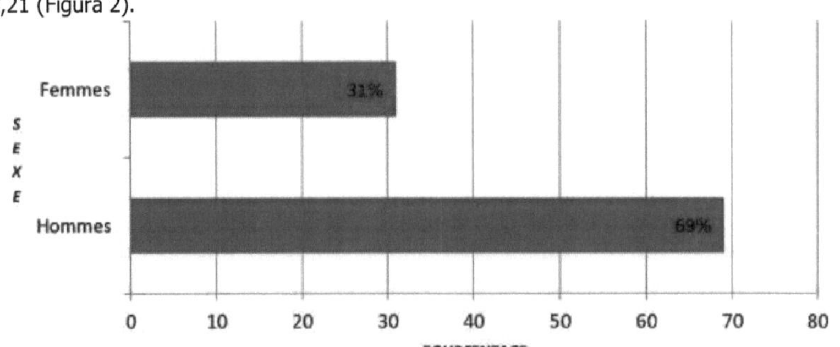

Figura 2: **Repartição dos doentes por sexo**

2.2. Idade

A idade média foi de 51,2±35,6 anos [16-88]. Metade da população do estudo (51%) encontrava-se no grupo etário [40-60]. Um terço dos doentes (31%) era idoso (>60 anos). A repartição por grupo etário é apresentada na Figura 3.

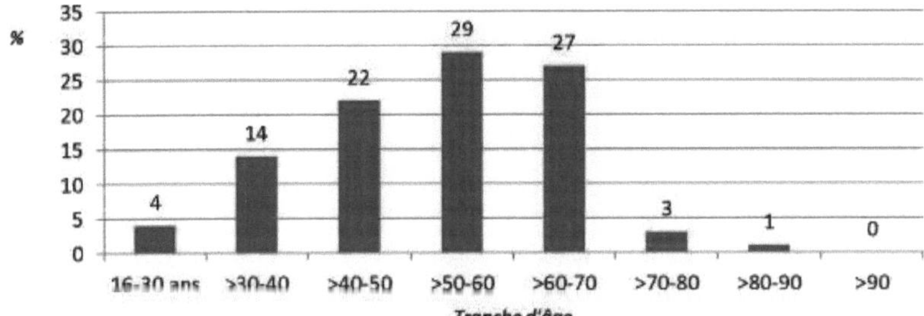

Figura 3: **Repartição dos doentes por idade em %.**

2.3. Estatuto administrativo e cobertura da segurança social

Em 65% dos casos, o doente era reformado militar ou membro de uma família militar. A distribuição dos doentes segundo o seu estatuto administrativo é apresentada no quadro I:

Quadro I: Repartição dos doentes por inscrição na segurança social

Estatuto administrativo e cobertura da segurança social	N	%
1. Reforma militar	89	42,5
2. Militar ou civil ativo nas forças armadas	64	30,5
3. Família militar	43	21
4. Civil (CNSS e outros)	12	6
Total	209	100%

2.4. Domiciliação de doentes por província

A atividade SMUR do CMAMU abrangeu 1/3 do território tunisino (8 províncias). A maioria dos apuramentos SMUR foi efectuada na região da Grande Túnis, com uma taxa de 86,5%. A repartição das quitações por circunscrição administrativa é apresentada no quadro II e na figura 4.

Quadro II: Repartição dos doentes por local de residência

Província de origem	N =	%
Grande Túnis	181	86,5
Tunísia	98	47
Manouba	37	17,5
Ariana	25	12
Ben Arous	22	10
Outras províncias	28	13,5
Bizerte	16	7,5
Nabeul	9	4,5
Zaghouan	2	1
Jendouba	1	0,5
Total	168	100%

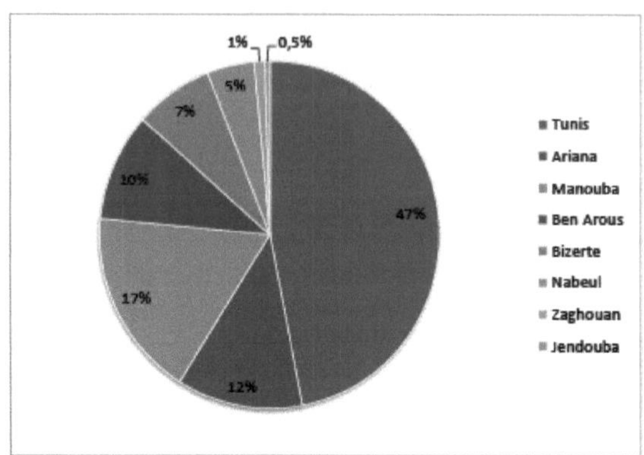

Figura 4: Repartição dos doentes por local de residência

2.5. Foram observados dois picos na frequência de chamadas, um primeiro pico das 9 às 11 horas e um segundo pico das 8 às 21 horas, como mostra a Figura 5.

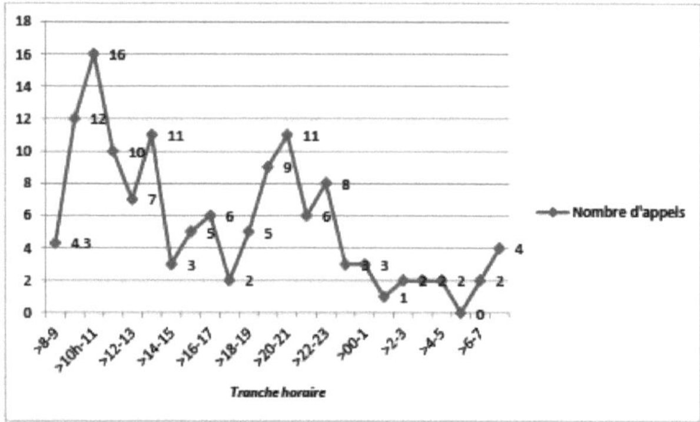

Figura 5: Repartição dos doentes por hora do dia

2.5. Tempo de chamada de acordo com as faixas horárias de atividade

Um estudo da repartição das chamadas por horário de trabalho de 4 horas mostra sempre um pico de atividade das 8h00 às 12h00, com menos atividade do meio-dia à meia-noite.

A atividade foi reduzida (16%) entre a meia-noite e as 8 horas.

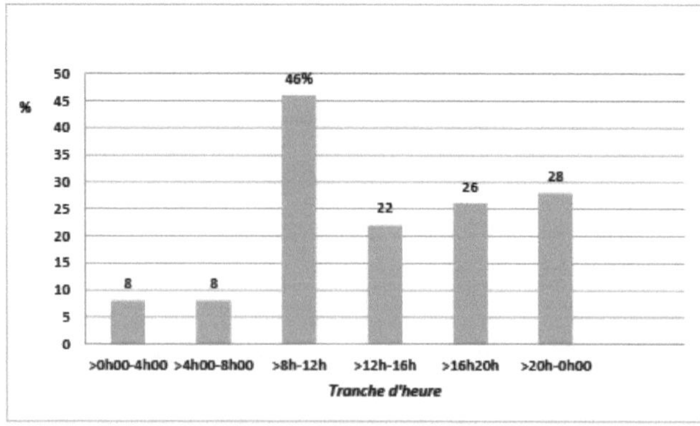

Figura 6: Repartição das chamadas por hora do dia

3. Dados da entrevista telefónica

3.1. Principal motivo da chamada telefónica

O questionamento telefónico ao médico assistente revelou uma série de motivos principais para as chamadas, conforme detalhado na Tabela III e na Figura 7. A dor torácica e a dispneia foram os motivos de chamada mais frequentes (60%).

Quadro III: Principal motivo do telefonema

Conceção	Número de casos	%
Dor no peito	54	26
Palpitações	13	6
Dispneia	58	28
Défice neurológico	17	8
Alteração do estado de consciência	15	7
Intoxicação por drogas	11	7
Alteração do estado geral	12	5,5
Dor abdominal	11	5
Agitação, confusão	09	4
Febre	5	2,5
Outras considerações	4	1,5
Total	**209**	**100 %**

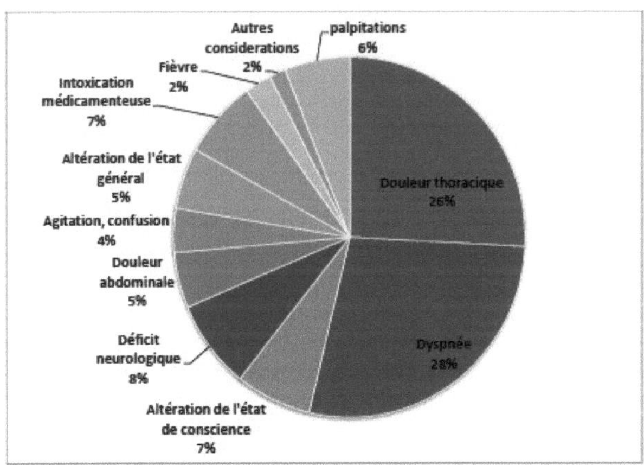

Figura 7: Principal motivo da chamada

3.2. Historial do doente no recurso

No nosso estudo, 28% dos doentes tinham pelo menos um fator de risco cardiovascular. Foi identificado um antecedente cardíaco em 20% dos doentes e um antecedente respiratório em 28% dos doentes.

O quadro IV apresenta os vários antecedentes e patologias identificados pelo médico regulador através da chamada telefónica.

Quadro IV: História do doente

	N =	%

Factores de risco cardiovascular		
1. Diabetes	59	28
2. Fumar	45	21,5
3. HTA	41	19.5
4. Dislipidemia	25	12
5. Sedentário ou acamado	22	10,5
Bronquite crónica	47	22,5
Enxerto de bypass da artéria coronária e/ou suporte de stent	23	11
História de insuficiência cardíaca, valvulopatia	19	9
História de neoplasia, quimioterapia ou radioterapia recente ou atual	19	9
Historial psiquiátrico	18	8,5
Cirurgia anterior ou recente	13	6
Doentes asmáticos	11	5
Portador de um desfibrilhador implantável e/ou pacemaker ou válvula mecânica	09	4
Oxigenoterapia ou VNI em casa	05	2,5
História de pneumotórax	01	0,5

3.3. Semiologia clínica

3.3.1. Tipologia e caraterísticas clínicas da dor torácica em serviço

No nosso estudo, 25% dos doentes apresentavam dor torácica de natureza intrigante (uma combinação de vários tipos). A sensação de aperto no peito estava presente em 36% dos casos. A queimação retroesternal foi observada em 25% dos casos (Tabela V).

Quadro V: Caraterísticas clínicas da dor torácica de urgência

Tipos de dor	Número de casos	%
Aperto no peito	24	36
Queimadura retro-esternal	17	25,5
Formigueiro no peito	9	13,5
Dor lancinante	7	10
Dor sugestiva de doença de refluxo gastro-resofágico	6	9
Irradiação posterior	4	6
Total	**67**	**100**
Associação ou dor mal definida.	17	25

3.3.2. Caraterísticas clínicas da dispneia de urgência

No nosso estudo, um em cada dois doentes (50%) tinha uma posição que melhorava o gene respiratório. Mais de metade dos doentes apresentavam dispneia expiratória associada a congestão brônquica e secreções (56%) (Tabela VI).

Quadro VI: Caraterísticas clínicas da dispneia de urgência

Tipos de dor	Número de casos	%
Congestão com secreções	32	56
Dispneia com pieira	32	55,5
A dispneia melhora com uma atitude ou posição precisa	29	50
Dispneia expiratória	28	48
Dispneia inspiratória	11	19
Gene respiratório com fraca expressão	08	13,5
Dispneia elevada	058,5	

3.4. Tratamento em curso

No nosso estudo, foi possível identificar o tratamento médico atual do doente em 75% dos casos. Um quarto dos doentes tomava antiagregantes plaquetários e 21% tomava anti-hipertensores (Quadro VII).

Quadro VII: Tratamento atual dos doentes obtido pelo médico regulador

Tratamento em curso	N=	%	
Tratamento não exato - não conhece o seu tratamento	53	25,5	
Agentes antiplaquetários	52		25
Anti-hipertensores	42	21,5	
Spray mimético de beta 2	34		16
Anticoagulantes	28	13,5	
Antidiabéticos orais -insulina	18	8,5	
Interrupção recente de um tratamento em curso	18	8,5	
Tratamento psiquiátrico	13	6,5	
Adição recente de um novo medicamento	12	6	
O conceito de erro de ingestão de medicamentos	06	3	

3.5. Suspeita de diagnóstico pelo médico assistente

No nosso estudo, suspeitou-se de uma origem cardíaca num terço dos casos (31%) e de uma patologia respiratória em 34%.

Em 10% dos casos, o médico assistente não conseguiu identificar com exatidão o motivo da chamada (Quadro VIII).

Quadro VIII: Suspeitas de diagnóstico do médico assistente de serviço

Suspeita de diagnóstico pelo médico regulador	N=	%
Síndrome coronária aguda (SCA)	42	20
Descompensação da DPOC	32	15
Acidente vascular cerebral AVC	17	8
Infeção respiratória: broncopneumonia	16	8
Embolia pulmonar	15	7
Perturbação do ritmo cardíaco	11	6
Cólicas nefríticas	10	5
Descompensação psiquiátrica	10	5
síndrome pulmonar aguda	10	5
Ataques de asma	8	4
Ataque convulsivo	7	3
Intoxicação deliberada ou acidental por drogas	5	2
Envenenamento por monóxido de carbono (CO)	5	2
Outros	21	10
Total	**209**	**100%**

3.6. Grau de prioridade do médico assistente

Num terço dos casos, foi iniciada uma saída prioritária R1 com um médico a bordo (quadro IX).

Quadro IX: Grau de prioridade da alta pelo médico assistente

Categoria	Grau de urgência	Nível de emergência	N =	%
R1	Muito urgente	Emergência óbvia ou latente com risco de vida que exija a intervenção de um serviço médico de emergência.	67	32
R2	Urgente	Emergência que exija o envio de um médico local, de uma ambulância ou de um VSAV dentro do prazo	123	59

		acordado.		
R3	Não urgente	Recurso a cuidados permanentes, uma vez que o atraso não constitui um fator de risco em si mesmo.	19	9
R4	Não urgente	Aconselhamento médico.	0	0

3.7. Grau de relevância do diagnóstico avaliado pelo médico regulador

No nosso estudo, a autoavaliação do grau de pertinência do diagnóstico suspeitado pelo médico assistente (anexo 1) revelou disparidades.

Num terço dos casos, a suspeita era forte, e num outro 1/3 era moderada (Figura 8).

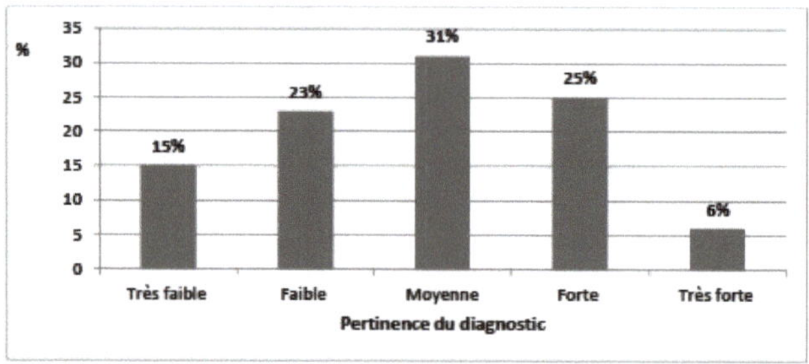

Figura 8: **Grau de relevância do diagnóstico estimado pelo regulador médico**

4. Caraterísticas clínicas dos doentes de acordo com o médico operador

4.1. Suspeita de diagnóstico clínico pelo médico operador

No nosso estudo, 22 doentes foram classificados como não urgentes (10%), a patologia cardíaca foi referida em 26,5% dos casos e a patologia respiratória em 33,5% (Tabela X).

Quadro X: **Suspeita de diagnóstico do médico de intervenção**

Suspeita de diagnóstico pelo médico interveniente	N=	%
Síndrome coronária aguda (SCA)	31	15
Descompensação da DPOC	27	13
Infeção respiratória: broncopneumonia	24	11,5
Descompensação psiquiátrica, conversão histérica	22	10
síndrome pulmonar aguda	18	8,5
Acidente vascular cerebral AVC	15	7
Embolia pulmonar	10	5
Ataques de asma	8	4
Patologia parietal e osteoarticular	8	4
Cólicas nefríticas	7	3,5
Mal-estar hipoglicémico	7	3,5
Perturbação do ritmo cardíaco	6	3
Outros	6	3
Intoxicação deliberada ou acidental por drogas	5	2,5
Envenenamento por monóxido de carbono (CO)	5	2,5
Trauma	4	2
Ataque convulsivo	4	2
Total	209	100%

4.2. Classificação CCMS dos doentes segundo o médico interveniente

No nosso estudo, 93% dos doentes realizaram um procedimento diagnóstico ou terapêutico no local. Em 5 casos (2,5%) foi tomada a decisão de limitar os cuidados e as terapêuticas activas (Tabela XI).

Tabela XI: **Classificação CCMS dos doentes no momento da cirurgia**

Classe		N= %
Classe 1	Doente estável que não necessita de qualquer procedimento de diagnóstico ou vigilância nas instalações.	ou2713
Classe 2	Doente estável que necessita de pelo menos um procedimento de diagnóstico ou ou vigilância nas instalações	2512
Classe 3	Quadro clínico que se pode agravar sem que se dispare prognóstico vital	o10952
Classe 4	Prognóstico vital ou funcional imediato sem necessidade de tratamento para salvar a vida	2512
Classe 5	Risco de vida com necessidade de suporte de vida.	intervenção2311
Classe 6	Vítima falecida antes da chegada do SMUR (sem ação reanimação efectuada)	de00

4.3. Suspeita diagnóstica do médico intervencionista na presença de dor torácica

No nosso estudo, a síndrome coronária aguda foi suspeitada em um de cada dois casos (46%). Em 20% dos casos, a dor torácica era de origem parietal ou psiquiátrica, levando a falsas emergências (Tabela XII).**Tabela XII: Suspeita diagnóstica do médico intervencionista na presença de dor torácica**

Suspeita de diagnóstico	Número de casos	%
Síndrome coronária aguda (SCA) não ST+ (+/- PAO)	22	33
Síndrome coronária aguda ST+ (com ou sem PAO)	9	13
Dor psiquiátrica	8	12
Pleuropneumonia /Pneumonia	8	12
Dor parietal	6	9
Embolia pulmonar	6	9
Perturbação do ritmo cardíaco	6	9
Dissecção da aorta	2	3
Total	**67**	**100**

4.4. Procedimentos de diagnóstico e terapêuticos efectuados pelo médico operador

No nosso estudo, 3 em cada 4 doentes tiveram a sua glicemia medida por picada no dedo (79%) e as suas constantes hemodinâmicas foram medidas (85%). Em mais de metade dos casos, foi iniciado um ECG (64%), oxigenoterapia normobárica (62%) e tratamento médico injetável (56%) (quadro XIII).

Tabela XIII: Procedimentos diagnósticos e terapêuticos efectuados durante a operação

Suspeita de diagnóstico	Número de	%
Monitorização hemodinâmica	178	85
Glicemia no dedo	164	79
ECG	132	64
Oxigenoterapia normobárica	128	62
Outros tratamentos médicos injectáveis	117	56
Tratamento analgésico	78	37
NIV-CPAP	67	32
HbCO	35	16

Tratamento anti-isquémico	31	15
Intubação orotraqueal + ventilação mecânica	3	1

ECG: Eletrocardiograma, **VNI**: Ventilação não invasiva, **CPAP**: Pressão positiva contínua nas vias aéreas, **HbCO**: Carboxihemoglobina.

5. Dados clínicos do doente segundo o médico de urgência

5.1. Grau de urgência no sector de triagem e gestão de doentes no serviço de urgência

No nosso estudo, 17% dos doentes foram classificados como T1 na escala de triagem de Monastir e foram admitidos à chegada ao serviço de urgência vital (SAUV) (Tabela XIV).

Quadro XIV: Áreas de tratamento dos doentes nos serviços de urgência

Setor de cuidados para doentes com	Número de	%
USR (T2)	150	72
SAUV (T1, emergência imediata)	36	17
Cubículo de consulta médico-cirúrgica (T3, T4)	23	11
Total	**209**	**100**

SAUV: Serviço de Atendimento de Urgências Vitais, **USR**: Unidade de Vigilância Rápida.

5.2. Exames complementares efectuados no serviço de urgência

Na nossa série, mais de metade dos doentes realizaram ECG (69%), bioquímicos (86%), Troponina (57%), gasimetria arterial (47%) e radiografia de tórax (83%). Em 25% dos casos foi solicitada TC ou RMN (Tabela XV).

Quadro XV: Pormenores dos exames complementares solicitados nos serviços de urgência

Exame suplementar	Número de	%
Amostragem, ensaios biológicos	180	86
Radiografia do tórax	175	83
ECG	145	69
Troponinas	120	57
GDS	98	47
ProBNP	67	32
D-Dimeres	57	27
TAC, RMN	52	25
Radiografia não torácica	48	23
ECBU	29	14
Punção lombar	14	7

ECG: eletrocardiograma, **GDS:** gases sanguíneos, **ProBNP**: peptídeo natriurético cerebral, **CT**: tomografia computorizada, **MRI:** ressonância magnética, **ECBU:** exame citobacteriológico de urina.

5.3. Diagnóstico etiológico final pelo médico de urgência

Na nossa casuística, a patologia cardíaca representou 11,5% do total de diagnósticos do Serviço de Urgência. A patologia respiratória representou 26% dos casos e, em 27% dos casos, o doente foi classificado como pouco urgente e foi atendido na sala de consulta médico-cirúrgica (Quadro XVI).

Quadro XVI: Diagnóstico etiológico confirmado no serviço de urgência

Suspeita de diagnóstico pelo médico de urgência	N=	%
Patologia psiquiátrica, conversão histérica	32	15
Patologia parietal e osteoarticular	26	12
Descompensação da DPOC	24	11
Sepsis com um ponto de partida diferente	20	9,5

Sepsis com início respiratório	19	9
Acidente vascular cerebral AVC	13	6
(Tumor agudo do pulmão devido a pico hipertensivo	13	6
Outros	9	4,5
Cólicas nefríticas	9	4,5
Ataques de asma	8	4
Hipoglicemia	7	3,5
Perturbação do ritmo cardíaco	6	3
Intoxicação deliberada ou acidental por drogas	5	2,5
Envenenamento por monóxido de carbono (CO)	5	2,5
Síndrome coronária aguda (SCA)	3	2,5
Embolia pulmonar	4	2
Ataque convulsivo	4	2
Trauma	2	0,5
Total	**209**	**100%**

5.4. Encaminhamento e resultados dos doentes após cuidados de emergência

Na nossa série, 44% dos doentes foram mantidos na urgência durante mais de 48 horas. Um terço dos doentes (34%) foi internado no hospital. O regresso a casa foi observado em 18% dos casos (Quadro XVII).

Quadro XVII: Encaminhamento de doentes após cuidados de emergência serviço de urgência

Encaminhamento do paciente	Número de casos	%
Hospitalização de emergência > 48 horas	92	44
Hospitalização numa enfermaria convencional	73	34
Sair de casa sem uma consulta de controlo	22	11
Alta para casa com consulta externa	15	7
Mortes	7	4
Total	**209**	**100**

6. Estudo analítico

6.1. Comparação do grau de prioridade dos doentes entre os três médicos

No nosso estudo, houve uma diferença na avaliação das categorias "muito alto" e "muito baixo". urgente" e "urgente" entre os três médicos (Quadros XVIII a,b,c, Figura 9.

Tabela XVIIIa: Comparação do grau de prioridade dos doentes entre RM, IM

Níveis de emergência	Regulador médico		Médico de intervenção		Grau de significância	
Muito urgente	R1	32%	CCMS 5.6	23%	2,05	p<0,01
Urgente	R2	59%	CCMS 3.4	64%	3,84	p >0,05
Não urgente	R3	09%	CCMS2	13%	6,21	p>0,05
Não urgente	R4	0%	CCMS1	0%		

Quadro XIXb: Comparação do grau de prioridade dos doentes entre RM, UM

Níveis de emergência	Regulador médico		Médico de urgência		Grau de significância	
Muito urgente	R1	32%	T1	17%	2,41	P<0,01
Urgente	R2	59%	T2	72%	1,78	P<0,02
Não urgente	R3	09%	T3	11%	2,89	P>0,05
Não urgente	R4	0%	T4	0%	-	

Quadro XXc: Comparação do grau de priorização dos doentes entre IM, MU

Níveis de emergência	Médico Intervenção		Médico de urgência		Grau de significância
Muito urgente	CCMS 5.6	23%	T1	17%	2,02 p> 0,05
Urgente	CCMS 3.4	64%	T2	72%	7,99 p>0,05
Não urgente	CCMS2	13%	T3	11%	3,54 p>0,05
Não urgente	CCMS1	0%	T4	0%	

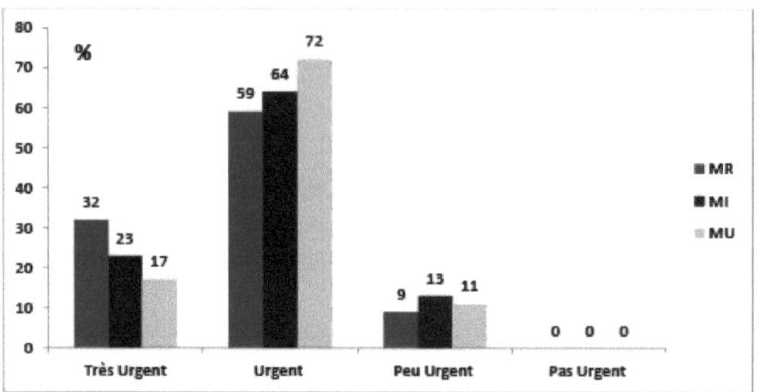

Figura 9: Comparação do grau de atribuição de prioridade aos doentes entre RM, IM e UM

6.2. Concordância de diagnóstico

1.1.1. Comparação entre o diagnóstico sugerido pelo médico regulador e o diagnóstico suspeitado pelo médico interveniente, por patologia

A diferença foi estatisticamente significativa para SCA, patologia psiquiátrica, patologia parietal (osteoarticular) e patologia abdominal (Quadro XIX).

Quadro XIX: Comparação do diagnóstico de suspeita de RM versus enfarte do miocárdio por patologia

Grupo de patologia	RM(%)	IM(%)	Valor de p	
SCA	20	15	**0.003**	**DSS**
Patologia psiquiátrica	5	10	**0.035**	**DSS**
Patologia parietal	8	4	**0,028**	**DSS**
Patologia abdominal	20	14	**0,041**	**DSS**
Patologia neurológica	11	9	2,37	DSNS
Patologia respiratória	27	28,5	1,28	DSNS
Patologia cardíaca que não seja SCA	5	11,5	3,65	DSNS
Patologia metabólica, intoxicações	4	8,5	2,87	DSNS
Outros	5	5	**0,01**	**DSS**

SSD: Diferença estatisticamente significativa. **NSSD**: Diferença estatisticamente não significativa.

1.2. Comparação entre o diagnóstico referido pelo médico assistente e o diagnóstico confirmado pelo médico de urgência, por patologia

Quadro XX: Comparação da suspeita de RM com o diagnóstico de MU por patologia

Grupo de patologia	RM(%)	UM(%)	Valor de p	
SCA	20	2,5	**0,031**	**DSS**
Patologia psiquiátrica	5	15	**0,034**	**DSS**
Patologia parietal	8	12	**0,01**	**DSS**
Patologia abdominal	20	13,5	**0,001**	**DSS**
Patologia neurológica	11	8	1,75	DSNS
Patologia respiratória	27	24	1,05	DSNS
Patologia cardíaca que não seja SCA	5	11	**0,002**	**DSS**
Patologia metabólica, intoxicações	4	7,5	2,89	DSNS
Outros	5	6,5	3,02	DSNS

SCA: Síndrome Coronária Aguda

6.3. Comparação entre o diagnóstico suspeitado pelo médico de urgência e o diagnóstico confirmado pelo médico de urgência, por patologia

Tabela XXI: Comparação entre a suspeita de enfarte do miocárdio e o diagnóstico de MU por patologia

Grupo de patologia	IM(%)	MU(%)	Valor de p	
SCA	15	2,5	**0,01**	**DSS**
Patologia psiquiátrica	10	15	**0,05**	**DSS**
Patologia parietal	4	12	**0,02**	**DSS**
Patologia abdominal	14	13,5	1,038	DSNS
Patologia neurológica	9	8	2,31	DSNS
Patologia respiratória	28,5	24	1,78	DSNS
Patologia cardíaca que não seja SCA	11,5	11	2,75	DSNS
Patologia metabólica , envenenamento	8,5	7,5	1,78	DSNS
Outros	5	6,5	0,78	DSNS

SSD: Diferença estatisticamente significativa. **NSSD**: Diferença estatisticamente não significativa.

7. Concordância do diagnóstico etiológico entre o médico regulador e o médico interveniente

Quadro XXI: Caraterísticas do coeficiente de concordância Kappa MR versus MI

	Valor	Erro padrão Assintomático	T Aproximado	Significado Aproximado
Kappa	**7,681**	0,017	59,025	0,000

8. Coerência do diagnóstico entre o médico assistente e o médico de urgência

Quadro XXII: Caraterísticas do coeficiente de concordância Kappa MR versus MU

	Valor	Erro padrão Assintomático	T Aproximado	Significado Aproximado
Kappa	**7,012**	0,021	63,005	0,000

9. Concordância do diagnóstico entre o médico de urgência e o médico operador

Quadro XXIII: Caraterísticas do coeficiente Kappa de concordância IM versus MU

	Valor	Erro padrão Assintomático	T Aproximado	Significado Aproximado
Kappa	**8,203**	0,019	68,015	0,000

4 ANÁLISE DE DADOS

Resultados relevantes do estudo

A concordância entre o diagnóstico suspeitado pelo médico regulador e o evocado pelo médico interveniente foi de 0,768 e considerada boa.

A concordância entre o diagnóstico suspeitado pelo médico assistente e pelo médico de urgência foi de 0,701 e considerada boa.

A concordância entre o diagnóstico evocado pelo médico operador e o médico de urgência foi de 0,820 e considerada excelente.

A concordância foi forte para os grupos de patologias cardíacas, respiratórias, neurológicas e de intoxicação. Foi menos consistente para as patologias psiquiátricas, parietais e digestivas.

No caso específico da síndrome coronária aguda, o diagnóstico de SCA foi suspeitado pelo médico assistente em 20% dos casos de dor torácica e apoiado pelo médico operador em 15% dos casos. Nos serviços de urgência, o diagnóstico de SCA foi efectuado em apenas 2,5% dos casos.

Pontos fortes e limitações do estudo

O nosso estudo tem relevância tanto metodológica como clínica:

- Metodologicamente, o estudo foi exaustivo, com poucos dados omissos (<10%), e o diagnóstico do serviço de urgência utilizado como referência para o estudo de concordância foi obtido em 100% dos casos, conferindo aos testes estatísticos utilizados um elevado poder e aos nossos resultados um elevado grau de objetividade.
- Em termos clínicos, o estudo possibilitou uma análise crítica dos procedimentos de gestão de pacientes na central militar do SAMU/SMUR, identificando falhas e abrindo portas para novas perspectivas.

O nosso estudo tem muitas limitações e o viés de confirmação de hipóteses não pode ser totalmente excluído na ausência de critérios objectivos para avaliar o raciocínio clínico dos médicos pré-hospitalares.

Houve também enviesamentos de seleção devido ao facto de o centro militar SMUR colaborar essencialmente com um único serviço de urgência e de os médicos reguladores serem eles próprios os médicos intervenientes, o que pode ter influenciado o seu raciocínio clínico na realização deste trabalho.

Seria útil realizar um estudo de situações em que uma equipa médica teria sido necessária mas não foi enviada para validar os nossos resultados.

Não foi possível efetuar um estudo comparativo dos diferentes médicos do SAMU militaire em função do seu tempo de serviço, uma vez que todos os médicos que trabalham no SAMU militaire foram recrutados ao mesmo tempo.

A ausência de dados nacionais na Tunísia sobre o modo de funcionamento dos diferentes centros de emergência pré-hospitalar impediu-nos de comparar os nossos resultados a nível local, o que nos teria permitido avaliar melhor o desempenho dos nossos médicos em termos de diagnóstico e de tomada de decisão.

Dados epidemiológicos sobre a população estudada

Idade e género

Recolhemos 209 pacientes adultos para os quais foi decidida uma alta primária face a uma patologia médica cujo diagnóstico não era óbvio no momento da chamada; isto representa 33,5% da atividade do SAMU/SMUR militar para o ano de 2018. Os dois terços restantes dos casos foram de altas por patologias traumáticas ou não traumáticas com um diagnóstico evidente, bem como de altas secundárias e pediátricas.

A idade média dos doentes estudados foi de 52 ± 35 anos, com um rácio entre sexos de 2,21. No nosso estudo, 60% dos doentes tinham mais de 50 anos de idade e 33,5% tinham mais de 60 anos de idade. A idade avançada dos doentes no nosso estudo foi consistente com a literatura.

No estudo Ben Arous Tunis SMUR, a proporção de indivíduos com mais de 60 anos era de 31% [1]. Tratava-se de doentes tratados por descompensação de uma patologia cardíaca ou respiratória crónica.

Embora os nossos resultados estejam em conformidade com a literatura nacional [1,2] e internacional [3,4] relativa à idade dos doentes, certas particularidades são inerentes à organização dos cuidados de saúde no exército tunisino:

- Uma parte dos jovens militares é atendida inicialmente pelo médico da Unidade Médica Avançada (UMA) antes de chamar o SAMU/SMUR militar, o que é considerado uma transferência secundária.
- Uma parte dos doentes foi transferida para as urgências pela unidade móvel da UMA, o que constituiu uma descarga primária não coberta pelo SAMU/SMUR militar.

Ambas as situações envolveram doentes que não cumpriam os critérios de inclusão no nosso estudo.

O quadro XXII apresenta a média de idades e o rácio entre os sexos dos pacientes tratados pelos diferentes centros SAMU/SMUR:

Quadro XXIV: <u>Dados relativos à idade média e ao rácio entre os sexos dos pacientes tratados pelos diferentes centros: SAMU/SMUR</u>

Autor	SAMU/SMUR	N =	Idade média (anos)	Sexo rácio	Observações
Superville[4]	Beaujon Paris	158	58 ± 18	0,16	
Melot[4]	Pontoise Paris	133	60	0,78	
Guille [3]	Nantes França	400	55 ± 20	0,6	
Mannai et al. [2]	SAMU 01 Tunísia	87	59 ± 11	9	ST+ ACS
Ghazali et al. [1]	Ben Arous Tunísia	193	57 anos de idade	1.75	57 anos de idade
O nosso estudo	Tunísia militar	209	52 ± 35	2.21	

O predomínio do sexo masculino na nossa casuística não é uma particularidade do SAMU/SMUR, pois a população militar da Tunísia é essencialmente masculina. O rácio entre os sexos no estudo de Mannai et al [2] (SAMU 01 de Tunes) num estudo sobre a gestão das SCA no ambiente pré-hospitalar foi de 9.

Antecedentes patológicos dos doentes

No nosso estudo, a população idosa era predominante, o que explica a elevada taxa de patologias crónicas em comparação com as taxas nacionais na Tunísia. Encontrámos mais doentes com bronquite crónica, com insuficiência cardíaca crónica e diabéticos. O tabagismo nos militares é bastante inferior à média nacional.

Não podemos afirmar que a nossa amostra seja representativa da população tunisina em geral. Deveria ser efectuado um estudo estatístico para confirmar as nossas hipóteses.

A Tabela XXIII detalha a prevalência das principais patologias encontradas na população estudada e compara-as com as médias nacionais:

Quadro XXV: <u>Detalhes da prevalência das principais doenças encontradas na população estudada, em comparação com as médias nacionais</u> médias nacionais

Patologia	Prevalência no nosso estudo (%)	Prevalência nacional na Tunísia (%)
Fumar	21,5	50-60
HTA	19,5	30

Diabetes	28	19
Asma	5	7,5
Insuficiência cardíaca	9	5,5
DPOC	22,5	3,5

Dados sócio-geográficos

O SAMU/SMUR militar só presta cuidados às pessoas afiliadas ao exército tunisino e às suas famílias. No nosso estudo, 42,5% dos doentes transferidos eram reformados militares e 21% eram familiares de militares.

No nosso estudo, 86,5% da população estudada residia na Grande Túnis (províncias de Túnis, Ariana, La Mannouba e Ben Arous). Em 13,5% dos casos, o SAMU/SMUR militar foi chamado a prestar cuidados a doentes fora da sua área de atividade, no âmbito de uma alta primária, por motivos médicos não urgentes.

No âmbito da sua função operacional, o SAMU/SMUR militar coordena e assegura a transferência secundária dos pacientes vítimas de atentados ou de acidentes de viação com várias vítimas. O SAMU/SMUR cobre todo o território da Tunísia.

No serviço de urgência do hospital militar de Tunes, as transferências do SAMU/SMUR militar para os sectores SAUV e USR representam apenas 5% da atividade do serviço. Esta situação explica-se pelo facto de, apesar das campanhas de informação regulares, o centro de assistência médica militar continuar a ser pouco conhecido da população militar: uma grande parte desta população desconhece o número gratuito 199. Uma outra parte pensa que o SAMU/SMUR militar é meramente operacional.

Perfil do médico pré-hospitalar

Desde a sua criação em 2013, o CMAMU tem a sua própria equipa de médicos. Com um doutoramento em medicina, alternam entre actividades de regulação e de intervenção. Todos os médicos afectados ao centro militar SAMU/SMUR têm mais de 5 anos de experiência pré-hospitalar. Esta homogeneidade do perfil dos médicos é um ponto forte em termos de harmonização dos procedimentos e das condutas e de complementaridade no tratamento dos doentes.

O mesmo perfil de médicos foi encontrado no SAMU/SMUR de Marraquexe: todos os intervenientes eram médicos de clínica geral com competência em medicina de emergência [5]. Omri et al [6] no seu estudo realizado no SAMU 03 de Sousse e relativo ao estudo das omissões de diagnóstico pré-hospitalar em contexto traumático, 89% das altas foram efectuadas por residentes ou internos em formação.

No SAMU 01 de Tunes, as altas pré-hospitalares são efectuadas por uma população heterogénea de médicos de clínica geral, residentes em formação e licenciados em medicina de urgência e médicos temporários.

No estudo de Ribe [7], o médico regulador era um médico de clínica geral em 64,4% dos casos e um assistente em 33%. Em 2,6% dos casos, era um associado.

Num estudo sobre as práticas do Centro 15 de França, Giroud constatou que a participação dos médicos de clínica geral na regulação médica constitui um êxito inegável. A complementaridade entre o médico de família e o médico de urgência garante uma resposta coordenada, eficaz e adaptada à diversidade crescente das chamadas de urgência. O trabalho dos médicos de família permite desenvolver o aconselhamento médico e limitar as visitas ao domicílio [8].

Regulamentação médica

A regulação médica é um procedimento médico efectuado por telefone (ou através de qualquer outro dispositivo de telecomunicação) por um médico regulador. O ato médico é uma decisão médica que implica a responsabilidade individual do médico. Esta decisão baseia-se em todas as informações de que o médico dispõe e tem por objetivo determinar e ativar a resposta médica adequada a cada situação, o mais rapidamente possível [9].

Registos médicos

As recomendações da Haute Autorite de Sante (HAS) francesa, publicadas em 2012, estipulam que [9 -12] :

- Qualquer chamada relativa a um doente recebida no centro de regulação médica dá origem à abertura de um dossier de regulação médica. Um resumo do dossier médico informatizado utilizado para apoiar a regulação médica será incluído no dossier médico pessoal (DMP) quando este estiver operacional.
- O processo só é encerrado quando tivermos a certeza de que os cuidados do doente foram transmitidos ou concluídos.

No SAMU/SMUR militar, os processos clínicos dos pacientes só são encerrados após a alta hospitalar. O acompanhamento continua durante a permanência do paciente no serviço de urgência e durante o seu internamento numa enfermaria convencional. Quando o paciente recebe alta, o DMP é encerrado.

No nosso estudo, os ficheiros foram 100% utilizáveis devido ao duplo arquivamento dos ficheiros (versões em papel e digital) e à avaliação diária das fichas de transferência antes do arquivamento.

O trabalho de Mtiraoui A. et al. (2017) [13], cujo objetivo era avaliar a qualidade da manutenção e do preenchimento do dossier de regulação e de intervenção na SMUR 05 de Gabes, mostrou uma taxa global de não conformidade do dossier de intervenção (dados em falta) de 40% devido a uma heterogeneidade de práticas e à ausência de feedback sistemático sobre os PGD.

Os procedimentos de rechamada precoce, mais ou menos à distância da chamada, visando situações de risco para o paciente, são uma alternativa interessante quando é impossível obter informações relativas à gestão dos pacientes transferidos para a urgência ou durante a sua hospitalização. No SAMU/SMUR de Nantes, a taxa de retorno de chamada observada num estudo das chamadas efectuadas foi de 45%, e a taxa de segunda regulação médica corretiva foi inferior a 2%. Mais de nove vezes em cada dez, uma gestão protocolar da rechamada pela ARM foi suficiente [7,13].

Hora da chamada

No nosso estudo, foram observados dois picos de frequência de chamadas, um primeiro pico das 8h00 às 12h00 e um segundo pico das 20h00 às 24h00. Os mesmos resultados foram registados na literatura.

Kandri Z. [5] especificou que 72% das actividades do SAMU/SMUR de Marraquexe decorriam entre as 8 e as 20 horas. No estudo de Ribe no SAMU/SMUR de Nantes [7], 79% da atividade também se realizava entre as 8 e as 20 horas, com um pico entre as 8 e as 12 horas.

Penverne et al [14], num estudo sobre os indicadores de desempenho do centro de Nantes 15, chegaram às mesmas conclusões que o nosso estudo: dois picos de frequência das 8 às 12 horas e das 20 às 24 horas.

Estas duas curvas comparativas mostram a frequência das chamadas em função do tempo (Figura 10).

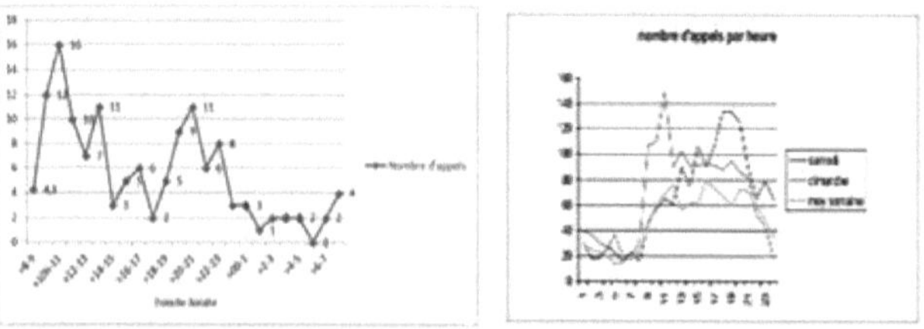

Figura 10: Frequência das chamadas por hora do dia

Motivo da chamada

No nosso estudo, a patologia cardiorrespiratória foi responsável por 68% dos motivos de chamada. Estas foram a descompensação de patologias crónicas em 89% dos casos; doença pulmonar aguda, patologia isquémica, descompensação de doença pulmonar obstrutiva crónica. A dor no peito representou 32% dos motivos de chamada e a dispneia esteve presente em 26% dos casos.

Os nossos resultados são coerentes com os da literatura. A patologia cardiovascular está sobre-representada em todos os estudos (55 a 72%), representada essencialmente pela cardiopatia isquémica: angina instável em quase 40,5% dos casos, enfarte agudo do miocárdio, também rearritmia pulmonar aguda, choque cardiogénico e paragem cardiorrespiratória de origem cardiovascular suspeita ou confirmada [5, 7, 8, 10, 14, 17, 18].

Em grande parte da literatura, a patologia traumática superou o grupo das patologias cardiorrespiratórias. No entanto, no nosso estudo, a patologia traumática foi um dos critérios de não-inclusão. A eliminação do grupo de patologia traumática destes estudos é consistente com os achados gerais da literatura.

Indicadores de desempenho para um serviço de emergência médica

A eficiência de um sistema de emergência é medida pela sua capacidade de prestar o serviço certo, no local certo e no momento certo [12]. Vários factores podem influenciar a qualidade dos cuidados pré-hospitalares aos doentes, tais como a distribuição geográfica e a frequência das chamadas, o número de recursos, as competências do pessoal, a qualidade do equipamento e dos veículos, a localização dos hospitais, a localização das bases e a adequação da organização e das comunicações [11,12].

Nosso estudo faz parte de uma iniciativa de qualidade lançada em 2017 pelo centro de atendimento médico de emergência militar para obter a certificação do SAMU/SMUR militar.

A avaliação dos serviços de emergência médica baseia-se numa dupla apreciação:

- Apreciação dos parâmetros quantitativos: bem definidos na literatura
- Apreciação dos parâmetros qualitativos: verdadeiros indicadores do desempenho de um serviço em relação à qualidade da decisão médica que são menos conhecidos.

definido.

Parâmetros de avaliação quantitativa

Existem vários indicadores de desempenho que estão naturalmente ligados aos desafios organizacionais, logísticos e humanos dos sistemas de SGA/Serviços Médicos à Distância. Assim, existem três categorias principais de medidas de desempenho utilizadas na literatura [5, 11, 12, 19]:

Indicadores de tempo

Estes cuidados implicam uma série de atrasos e de tempos, e poucos estudos se debruçaram sobre os tempos de gestão dos doentes. Na Tunísia, foi publicado apenas um estudo sobre os tempos de assistência pré-hospitalar aos doentes: no estudo de Ghazali et al [1], o tempo médio de medicalização foi de 52 ± 21 minutos e o tempo médio de intervenção foi de 79 ± 38 minutos. Vários indicadores de tempo e de atraso foram identificados na literatura [11,19]:

- Taxa média de resposta
- Tempo de disparo
- Tempo de espera
- Taxa de cobertura em T
- Taxa de não cobertura
- Tempo de acesso ao tratamento
- Tempo de serviço-Tempo de espera
- Tamanho da fila de espera - percentagem de não resposta
- Distância percorrida

Indicadores da taxa de sobrevivência
Definem a percentagem de doentes que sobrevivem a um acidente durante um determinado período (por exemplo, após a comunicação do acidente, antes dos cuidados finais, após a admissão numa unidade de cuidados). Embora se trate de uma medida da qualidade dos cuidados que reflecte a capacidade de um serviço de emergência médica para responder adequadamente ao seu objetivo primário de salvar vidas [19], muito pouca literatura lhe tem sido dedicada devido à dificuldade de associar medidas quantitativas precisas de taxas de sobrevivência a mudanças organizacionais no processo de prestação de cuidados.
Indicadores de custos
O aspeto financeiro raramente é tido em conta na avaliação do desempenho de um serviço médico pré-hospitalar, e inclui os custos de investimento e de funcionamento. Na literatura, poucos estudos se debruçaram sobre este aspeto da avaliação [11,12], embora seja relevante efetuar uma análise custo-eficácia, comparando os custos de cada alternativa com o tempo poupado ou a melhoria da taxa de sobrevivência obtida, necessária para atingir o objetivo esperado ao menor custo.
Parâmetros de avaliação qualitativa
O objetivo destes indicadores é avaliar a correspondência entre os cuidados oferecidos e as necessidades reais do doente [3, 7, 14]. A sua avaliação deve permitir, nomeadamente, identificar as carências e disfunções de um estabelecimento que podem ser melhoradas (avaliação interna) e melhorar os cuidados globais prestados aos doentes.
Deverá também facilitar a comparação com a atividade de estruturas idênticas (regionais ou mesmo nacionais).
Vários critérios devem ser tidos em conta para avaliar este desempenho: o diagnóstico pré-hospitalar, a avaliação da gravidade clínica do doente, a carga de cuidados necessários e o resultado imediato do doente [3, 7, 14]. Estes índices de qualidade permitem distinguir os quatro principais níveis de desempenho de um serviço médico pré-hospitalar.
Desempenho do diagnóstico
A comparação dos diagnósticos efectuados para os mesmos doentes, em ambulatório, nos serviços pré-hospitalares e depois nos serviços de receção hospitalar (urgências ou outros), apresenta várias vantagens:
- Facilitar a identificação de erros de diagnóstico evitáveis, que são uma fonte de alteração da gestão terapêutica e, por conseguinte, de aumento da morbilidade e mortalidade dos doentes.
- Facilitar a identificação dos percursos de cuidados inadequados utilizados pelos doentes. - A comparação dos diagnósticos suspeitos (após a regulação médica e após o tratamento pelo SMUR) com os diagnósticos de referência (ao receber os serviços hospitalares) [8, 11, 16, 20]. Isto é facilitado pela utilização comum de uma classificação única para codificar as patologias.
Desempenho na tomada de decisões
Corresponde à correspondência entre a resposta dada e a necessidade efectiva de cuidados do doente [7]. Baseia-se, em parte, na avaliação da gravidade clínica do doente tratado nos serviços pré-hospitalares e de urgência.
Ela aprecia-o:
- Justificar ou não justificar os recursos afectados a um doente
- Deficiências de decisão, representadas por doentes (que beneficiam de regulação médica) admitidos nos serviços de urgência em estado de sofrimento vital sem tratamento médico prévio.
A análise destas "trajectórias atípicas" deverá ajudar a reduzir o número de admissões nos serviços de urgência, melhorando o encaminhamento dos doentes.
Desempenho terapêutico
Corresponde ao atraso terapêutico [17]: atraso no acionamento de um SMUR e tempo de intervenção do SMUR. Estes tempos são de importância vital no tratamento de certas patologias. Tempos de resposta mais longos conduzem a um aumento da morbilidade e da mortalidade dos

doentes (trombólise no enfarte agudo do miocárdio, administração precoce de antibióticos na púrpura fulminante, etc.). O desempenho terapêutico dependerá da redução destes atrasos.

Desempenho técnico

Corresponde, por um lado, aos meios colocados à disposição do SAMU (telefonia, teletransmissão, base de dados) e do SMUR (transmissão de ECG, material de reanimação, terapêutica) e, por outro lado, à carga assistencial desenvolvida durante as intervenções do SMUR. A avaliação desta carga de cuidados nos serviços de emergência médica (que está estreitamente relacionada com a gravidade clínica dos doentes na maioria dos casos) deve basear-se na utilização de instrumentos de medida pertinentes, simples, rápidos, objectivos e adaptados ao contexto pré-hospitalar.

Desempenho na tomada de decisões: grau de definição de prioridades

Priorização de chamadas

Para os médicos reguladores, a análise dos indicadores de desempenho de uma central de regulação deve necessariamente ter em conta o nível de priorização das chamadas [16].

A classificação dos graus de urgência na regulação, estabelecida pelo SAMU de França em 2004, revista em 2009 e em 2016, foi a adoptada pelo centre militaire d'aide medicale urgente desde a sua criação em 2014, e distingue 4 níveis de urgência para as decisões do médico regulador (Anexo 4).

No nosso estudo, 32% das chamadas foram classificadas como "muito urgentes" (R1), com risco de vida, e 59% das chamadas foram classificadas como "urgentes" (R2). Os nossos resultados são coerentes com a literatura. Três estudos franchisados apresentaram praticamente os mesmos números. Na nossa revisão da literatura, não encontrámos nenhuma publicação tunisina sobre a atribuição de prioridades às chamadas (Quadro XXIV).

Quadro XXVI: **Comparação dos diferentes estudos efectuados em termos de prioridades dos convites**

Autor	SAMU	de saídas R1	de saídas R2	Total R1+R2
Ribe, 2015 [7]	Nantes, França	37	50	87%
Rettori, 2013 [4]	Arles, França	26	40	66%
Buttes, 2004 [3]	Nantes, França	14	64	78%
O nosso estudo, 2018	CMAMU, Tunísia	32	59	91%

Classificação durante a cirurgia

A vantagem das classificações produzidas pelo médico de urgência, também conhecido como efector, é que elas categorizam as populações de doentes tratados pelos serviços de urgência médica em grupos de gravidade clínica homogénea, cada um reflectindo diferentes estratégias de gestão médica.

A utilização de um único método de classificação (ou de classificações comparáveis) teria duas vantagens:

- Epidemiológica: permitiria uma avaliação qualitativa da atividade de um SMUR e facilitaria as comparações inter-hospitalares.
- Económica: poderia ser um fator importante nos procedimentos de acreditação de um SMUR, ajudando a quantificar as dotações orçamentais e os requisitos de recursos humanos necessários para o seu funcionamento.

O resultado indireto seria, portanto, uma melhoria da qualidade dos cuidados prestados aos doentes pré-hospitalares.

Encontrámos duas classificações relevantes na literatura, ambas derivadas da Classificação Clínica de Doenças de Emergência (CCED):

- A classificação CCMU modificada: CCMUm, válida apenas a nível regional em França, na região Midi-Pyrenees (Anexo 6).
- A classificação clínica dos doentes com SMUR: CCMS, desenvolvida e validada a nível nacional em França durante estudos multicêntricos [3, 7] (Anexo 5).

No estudo de Gille des Buttes [3], cujo objetivo era verificar a concordância destas duas classificações, ambas inspiradas na mesma classificação "mãe": a CCMU, apesar de algumas diferenças, a concordância entre a CCMUm e a CCMS revelou-se excelente, com uma concordância elevada (coeficiente Kappa = 0,93).

No nosso estudo, optámos por utilizar a classificação CCMS. Para 86% dos doentes da amostra (percentagens cumulativas das classes 3, 4, 5 e 6, respetivamente), a medicalização pré-hospitalar justificava-se porque se considerava que o doente tinha pelo menos a probabilidade de piorar clinicamente. Para 13% dos doentes (percentagens cumuladas das classes 1 e 2 do CCMS, respetivamente), a medicalização pré-hospitalar era teoricamente injustificada, uma vez que se tratava de doentes estáveis que necessitavam de um exame médico geral ou de um transporte não médico. Na realidade, tratava-se, na maior parte dos casos, de patologias potencialmente graves que justificavam um exame clínico ou, pelo menos, uma avaliação hemodinâmica e um teste de glicemia por picada no dedo, o que acabava por ser tranquilizador. Assim, na maioria dos casos, os meios empregues não parecem ser injustificados.

Na literatura, observámos a mesma tendência na distribuição dos doentes em classes utilizando a classificação CCMS ou CCMUm; uma maioria de doentes classificados nas categorias 3, 4 e 5 e poucos doentes classificados nas categorias 1 e 2 nas duas escalas [7, 16].

Na nossa série, os procedimentos diagnósticos mais frequentemente efectuados como investigação inicial mínima foram a monitorização hemodinâmica em 85% dos casos, a DAG em 79% dos casos e o ECG em 64% dos casos.

No que diz respeito às terapêuticas utilizadas no terreno, a oxigenoterapia normobárica foi iniciada em 62% dos casos. A VNI foi utilizada em 32% dos casos. No caso dos síndromes coronários agudos com elevação do segmento ST, foi iniciada terapêutica anti-isquémica em todos os casos, mas não foi realizada trombólise, uma vez que o protocolo ST+ do hospital militar preconiza a angioplastia primária, disponível 24 horas por dia.

Triagem de emergência

Várias escalas de triagem foram validadas e aplicadas nos serviços de urgência. No nosso estudo, optámos pela escala de triagem de Monastir (Anexo 7), adoptada pelo serviço de urgência do hospital militar de Tunes, onde foram admitidos 100% dos doentes do estudo.

Em nosso estudo, 17% dos pacientes transferidos pelo SAMU/SMUR militar foram admitidos no SAUV, 72% no USR e apenas 11% dos pacientes foram examinados em sala de consulta médico-cirúrgica.

Podem ser avançados aqui dois vieses de confusão relativamente à relevância da admissão de doentes nos sectores SAUV e USR:

- Por vezes, por falta de espaço no SAUV, o doente era internado na USR.
- Na ausência de uma UHCD no serviço de urgência do hospital militar de Tunes, os doentes são frequentemente admitidos na USR.

Comparação da avaliação da gravidade clínica dos doentes

No nosso estudo, houve uma diferença estatisticamente significativa no grau de priorização e, portanto, na estimativa da gravidade entre os três médicos para as categorias "muito urgente" e "urgente".

Não houve diferença estatisticamente significativa entre os doentes classificados como não urgentes e urgentes, tendo havido uma boa concordância entre os três médicos na identificação dos doentes não urgentes.

Existe uma tendência para o médico regulador sobrestimar a gravidade do caso, o que pode ser explicado por :

- A falta de meios para avaliar objetivamente o estado do doente em comparação com os meios de que dispõe o médico de urgência ou o médico de serviço.
- O medo e a falta de confiança afastam o interlocutor, que por sua vez tende a exagerar a sintomatologia.

Danet et al [21] explicam que este fenómeno de exagero se deve à subjetividade do utilizador, que prevalece sobre a sua categorização a priori num quadro.

De facto, "os profissionais de saúde queixam-se de serem vítimas de uma utilização utilitária dos cuidados de urgência por parte dos doentes, que abusam deste instrumento técnico numa lógica de consumo livre e desproporcionado".

Matuszak [15], no seu estudo, refere mesmo que as pessoas que telefonam são cada vez mais exigentes em termos de urgência do seu pedido, influenciando assim a objetividade do médico regulador. Por exemplo, um pequeno ferimento num dedo torna-se insuperável sem a intervenção de uma equipa de duas ou três pessoas, para tranquilizar todos e evitar o risco de responsabilidade. Um ataque de ansiedade ("tetania", "espasmofilia") pode acabar numa maca de urgência, porque não há tempo nem consideração suficientes para o neutralizar no local. Então, como é que se pode navegar entre a responsabilidade médica e o abuso das ambulâncias, e as exigências cada vez maiores de acesso a estes serviços?

Um segundo argumento apresentado por Danet [21], no mesmo estudo, é que a precariedade de um grande número de residentes que não encontram resposta no seu ambiente imediato (sem acesso a transporte para chegar ao hospital, sem meios financeiros para consultar um médico de família) os obriga a contactar os serviços pré-hospitalares.

- Intuição; apesar da existência de algoritmos de decisão, os reguladores tendem a confiar mais na sua intuição do que nos algoritmos.

Num estudo de Brunel et al [22], o objetivo foi comparar o desempenho diagnóstico do algoritmo de probabilidade calculada para SCA não ST+ versus a probabilidade intuitiva. O índice de Youden foi de 0,30 para a probabilidade calculada do algoritmo (sensibilidade 68%, IC 95% [52-80%] e especificidade 62%, IC 95% [56-67%]) e 0,43 para a intuição clínica (sensibilidade 50%, IC 95% [3565%] e especificidade 93%, IC 95% [89-95%]). O autor concluiu que a intuição do médico de emergência no departamento de SME tem melhor especificidade do que o algoritmo de probabilidade calculada para o diagnóstico de SCA não ST+ de alto risco.

No nosso estudo, o manejo da SCA representou uma situação em que a superestimação dos médicos pré-hospitalares teve um papel importante. Em 20% dos casos de dor torácica, a suspeita de SCA foi feita pelo médico assistente e em 15% dos casos o diagnóstico de SCA foi mantido pelo médico intervencionista. Apenas em 2,5% dos casos o diagnóstico foi confirmado no serviço de urgência.

Desempenho de diagnóstico: estudo de concordância

Desempenho global

No nosso estudo :

- O grau de concordância entre o diagnóstico suspeitado pelo médico assistente e o do médico de urgência foi bom (kappa =0,70).
- A concordância entre os diagnósticos do médico intervencionista e do médico de urgência foi excelente (kappa = 0,82).

Verificámos um elevado grau de concordância entre o diagnóstico pré-hospitalar e o diagnóstico do serviço de urgência. No geral, os nossos resultados foram melhores do que os encontrados na literatura.

No estudo francês de Senicourt (2016) [22], a concordância diagnóstica entre os serviços pré-hospitalares e de urgência foi de K= 0,687. Após a inclusão de diagnósticos parcialmente concordantes, o coeficiente Kappa atingiu 0,728. O estudo de Romain (2012) situou a taxa de concordância em 0,662 para diagnósticos 100% concordantes [14].

Em 2003, Poiner et al [17] efectuaram um estudo americano que avaliou o grau de concordância entre o diagnóstico pré-hospitalar dos paramédicos e o do serviço de urgência para a dispneia cardíaca. O índice kappa foi de 0,60, IC 95% [0,51-0,69], para a dispneia de origem respiratória, o índice kappa foi de 0,69, IC 95% [0,59, 0,79].

Quando o diagnóstico era consistente com descompensação cardíaca e respiratória simultâneas (n=24), os socorristas trataram 7 doentes como tendo descompensação cardíaca e 13 doentes como tendo descompensação respiratória. Apenas quatro doentes foram corretamente tratados no pré-hospitalar para ambas as patologias, cardíaca e respiratória [17].

São vários os factores que explicam a elevada concordância da nossa série:

- **Procedimentos de trabalho**

A central militar SAMU/SMUR está equipada com procedimentos de decisão e algoritmos, válidos no âmbito do regulamento, bem como a existência de algoritmos e fichas de intervenção técnica válidos no âmbito do projeto de certificação da central.

Existe uma colaboração estreita com o serviço de urgência do hospital militar no que diz respeito aos procedimentos de trabalho e ao estabelecimento de protocolos de antecipação e de preparação.

O centro militar SAMU/SMUR e o serviço de urgência foram fortemente envolvidos na elaboração do plano branco do hospital militar e estão representados no comité de direção da estratégia de ação em caso de afluxo maciço de feridos.

- **Caraterísticas dos médicos**

Todos os médicos que trabalham no centro militar SAMU/SMUR foram formados em atendimento de chamadas, tomada de decisões e medicina pré-hospitalar. São os mesmos médicos que são afectados alternadamente à regulação ou à intervenção.

- A uniformidade das práticas deve-se, entre outros factores, ao facto de todos os médicos que trabalham no centro de emergência médica militar terem o mesmo perfil. O centro não dispõe de uma equipa de médicos temporários ou de médicos em formação (residentes ou estagiários).

Poucos estudos na Tunísia se debruçaram sobre as caraterísticas dos médicos que exercem a sua atividade no contexto pré-hospitalar. No estudo de Omri et al [6] (2017) no SAMU 03 de Sousse, sobre o estudo das omissões diagnósticas nos cuidados pré-hospitalares num contexto traumático, a discordância diagnóstica foi de 25,5%, considerada elevada pelo autor, estando em causa um prognóstico vital em 29% dos casos. No mesmo estudo, 89% das altas foram efectuadas por residentes ou internos em formação.

- **Feedback e retroação: relevância médica**

O valor do feedback e da informação sobre o diagnóstico e os resultados dos doentes desempenha um papel essencial na melhoria da adequação médica dos serviços de urgência pré-hospitalares.

A pertinência médica do ato de regulação é avaliada unicamente com base nas informações obtidas durante a entrevista telefónica. No entanto, as informações obtidas posteriormente são úteis para a compreensão do caso. Seria importante conhecer o diagnóstico efectuado durante a gestão posterior do caso, a fim de informar as reflexões da equipa sobre a prática da regulação médica. Atualmente, o retorno de informação ao médico regulador é muito incompleto [8,22]. Em geral, só diz respeito aos casos mais graves e apenas nas fases iniciais da sua gestão.

Em França, o feedback ao serviço assume a forma de cartas mais ou menos sistemáticas (relatórios dos serviços receptores), mensagens específicas (geralmente queixas) ou registos (síndromes coronários, acidentes vasculares cerebrais, traumatismos cranianos, etc.) [23]. O feedback dado ao médico assistente nem sempre é registado e partilhado no seio do serviço. Por outro lado, não é fácil para o serviço enviar a informação recebida à distância do ato de regulação médica a cada um dos profissionais envolvidos. A avaliação da adequação médica exige a gestão deste feedback; isto aplica-se a todos os casos e não apenas aos mais graves [22, 25,26].

No centro militar, foram destacados vários pontos fortes:

- Reunião de grupo diária sobre todas as saídas.
- Feedback contínuo dos doentes após a admissão no serviço de urgência e a hospitalização num serviço adequado, até à alta hospitalar. O DMP só é encerrado quando o doente sai do hospital.
- A existência de uma base de dados que abranja todos os doentes com patologias crónicas susceptíveis de regressarem ao hospital com bastante frequência. O conhecimento dos antecedentes dos doentes antes da sua alta permite antecipá-los e geri-los melhor durante a operação.
- **Formação médica contínua (DPC)**
- no âmbito do processo de certificação do centro, a formação médica foi desenvolvida ao longo dos últimos anos, com a nomeação de um médico de referência responsável pelo acompanhamento dos cursos de formação.
- O treinamento por simulação baseado em cenários fictícios ou situações reais é uma prática comum no centro militar SAMU/SMUR. O SAMU/SMUR militar possui um Centro de Ensino de Urgência (CESU), localizado dentro do próprio hospital. Os médicos, paramédicos e enfermeiros que trabalham no centro recebem treinamento em simulação de procedimentos de emergência e reanimação.

O estudo norte-americano de Jonathan et al [27] avaliou simultaneamente os conhecimentos cognitivos e o desempenho no terreno simulado. Os resultados mostraram uma forte associação entre o desempenho no terreno e o conhecimento cognitivo de um técnico de emergência pré-hospitalar avaliado durante um exercício de simulação de um caso de intervenção real.

Desempenho por grupo de doenças

Grupos patológicos com fraca concordância diagnóstica

Parece que certos grupos de patologias específicas não apresentam um elevado nível de concordância, provavelmente porque não são tão específicos. O grupo das "patologias parietais", que inclui todas as patologias osteo-articulares e músculo-ligamentares não traumáticas, e o grupo das "outras patologias médicas" incluem, na maior parte das vezes, diagnósticos imprecisos e pouco sistematizados face a um quadro pouco familiar para o médico regulador ou para o médico que efectua a operação. Por outro lado, após a hospitalização, o diagnóstico principal é geralmente mais preciso.

A patologia abdominal é também uma especialidade propensa a discordâncias. Na maior parte das vezes, uma síndrome abdominal evocada de urgência leva o médico assistente a suspeitar de uma patologia cardiovascular (enfarte inferior, rutura de um aneurisma da aorta abdominal, etc.). O diagnóstico final será efectuado pelo médico operador ou, melhor ainda, pelo médico hospitalar, com base em exames clínicos e paraclínicos.

A patologia psiquiátrica representa o grupo médico em que a discordância foi bastante forte, e o médico regulador tende a sobrestimar o problema psiquiátrico, mesmo que se trate de uma crise histérica de conversão. Em segundo lugar, partindo do princípio de que toda a patologia psiquiátrica é de origem orgânica até prova em contrário, o médico pré-hospitalar vê-se obrigado a transferir o doente para um serviço de urgência.

Grupos patológicos com elevada concordância diagnóstica

No nosso estudo, a concordância foi forte para os grupos de patologia cardíaca, respiratória, neurológica e intoxicação.

Verificámos que a forte concordância nos grupos cardíaco e respiratório dizia respeito apenas a patologias crónicas. Como a SCA é um evento agudo, houve um alto grau de discordância, baseado no princípio de que toda dor torácica é SCA até prova em contrário.

Para as patologias neurológicas, a concordância foi forte apenas para eventos agudos (AVC, défice motor súbito, convulsão), por exemplo MR=8 versus MI=7 e MU=6 para AVC e MR=3 versus MI=2 e MU=2 para convulsões, bem como episódios de intoxicação aguda.

No caso da intoxicação medicamentosa deliberada (IDV), a maior parte dos médicos estava em conflito quanto ao produto suspeito ingerido, apesar da existência de algoritmos de decisão baseados em toxidromes.

O estudo de Morisson et al [8] concluiu que o médico regulador optou frequentemente por uma escolha menor em termos de tratamento médico, mas em todos os casos, o médico regulador encaminhou principalmente os doentes para os serviços de emergência e não para um centro especializado de controlo de venenos.

Perspectivas

- Os resultados do nosso estudo contribuíram, ainda que parcialmente, para evidenciar o problema da harmonização das práticas nos diferentes centros de emergência pré-hospitalar. Encontrámos uma grande variabilidade nas práticas e nos métodos de avaliação. A falta de dados locais tunisinos impediu uma avaliação mais clara das práticas pré-hospitalares na Tunísia.

A harmonização das práticas entre os serviços de urgência pré-hospitalares e hospitalares permitirá resolver o problema da saturação recorrente dos serviços de urgência. Recomendamos a criação de redes de cuidados organizadas em torno da medicina pré-hospitalar. Esta abordagem traria múltiplos benefícios;

- Reduzir a sobrelotação dos serviços de urgência
- Reduzir os custos de saúde decorrentes de visitas "desnecessárias" aos serviços de urgência e o tempo necessário para tratar certos doentes, privilegiando os circuitos curtos dedicados.

Na Tunísia, de acordo com o instituto nacional de saúde, a taxa de pessoas idosas que recebem cuidados pré-hospitalares deverá aumentar nos próximos anos em resultado do envelhecimento da população. Em 2019, a proporção de pessoas com mais de 60 anos era de 13%, aumentando para 20,1% em 2039 [28].

A implementação de uma estratégia pró-ativa nos serviços pré-hospitalares e nos serviços de urgência para o tratamento dos idosos (procedimentos organizacionais e logísticos adaptados) é mais do que necessária nos dias de hoje.

O uso da telemedicina para diagnosticar e priorizar pacientes pré-hospitalares é uma excelente alternativa que várias sociedades científicas e autores incentivam [2, 7, 9, 10]. Seu objetivo é melhorar os tempos de atendimento pré-hospitalar e, conseqüentemente, os índices de desempenho de um serviço SAMU/SMUR. Giraud et al [25] sugerem mesmo que uma central de regulação médica equipada com telemedicina pode organizar em torno de si uma rede de consultores que podem prestar aconselhamento especializado em determinados casos específicos e estabelecer uma rede de complementaridade entre os vários serviços de urgência pré-hospitalar e hospitalar à escala local e regional.

Num estudo realizado por Rasmussen et al [29] na Dinamarca, a telemedicina foi utilizada para confirmar o STEMI em 84% dos casos, permitindo que os doentes fossem transferidos diretamente para um laboratório de cardiologia de intervenção para angioplastia primária. No mesmo estudo, a telemedicina reduziu os tempos de transferência para menos de 90 minutos a partir do primeiro contacto médico num raio de 75 km.

O recurso à simulação para desenvolver cenários de regulação e de intervenção permite melhorar os indicadores de desempenho de um serviço médico pré-hospitalar. A simulação é particularmente útil em situações de afluxo maciço e na gestão de situações de múltiplas vítimas.

A implementação de procedimentos de feedback e retroação, ou a estruturação de novos procedimentos de acompanhamento dos doentes no imediato e a médio prazo, é um passo necessário para a melhoria das práticas pré-hospitalares [8].

5 Conclusões

Salvar a vida de um doente, estabilizar o seu estado e encaminhar adequadamente o doente são os pilares da medicina de emergência pré-hospitalar. Perante este desafio, num espaço de tempo muito curto e em condições muitas vezes inesperadas e por vezes perigosas, o médico de urgência que exerce a sua atividade em meio pré-hospitalar deve apresentar um elevado nível de desempenho decisório, técnico, diagnóstico e terapêutico face a patologias médicas e cirúrgicas muito variadas.

O objetivo do nosso estudo foi avaliar o desempenho diagnóstico do Centro de Assistência Médica de Emergência Militar de Tunes (CMAMU), comparando o diagnóstico feito pelo médico regulador de serviço e pelo médico interveniente no local com o diagnóstico confirmatório feito no serviço de urgência de referência. O desempenho diagnóstico do centro de assistência médica de urgência militar foi avaliado através da comparação do diagnóstico efectuado no ambiente pré-hospitalar pelos médicos reguladores e de intervenção com o diagnóstico efectuado pelo médico de urgência de referência (o principal critério de avaliação do nosso estudo). O desempenho na tomada de decisões foi avaliado através da avaliação do grau de prioridade dos doentes em função da gravidade clínica (critério de avaliação secundário do nosso estudo).

Em 2018, registámos 209 altas primárias com um diagnóstico não óbvio, o que representa 34% da atividade global do centro.

A idade média dos doentes incluídos no nosso estudo foi de 51,2 ± 35 anos, com um rácio entre sexos de 2,21. Os indivíduos mais velhos (mais de 60 anos de idade) representaram 31% da população estudada.

No que diz respeito ao perfil social da população estudada, 94% dos doentes eram membros do exército tunisino (activos ou reformados) e 86,5% viviam na Grande Tunes.

As actividades de regulação e de intervenção no centro de emergência médica militar foram realizadas a 100% pelos médicos do centro, com mais de 5 anos de experiência em medicina pré-hospitalar.

A análise dos horários em que o SMUR militar foi chamado revelou dois picos de atividade diária: das 8h00 às 12h00 e das 20h00 às 24h00.

O principal motivo da chamada foi a patologia cardíaca ou respiratória em 68% dos casos, com a dor no peito e a dispneia no topo da lista.

Em 91% dos casos, foi iniciada uma alta médica prioritária classificada como R1 e R2 pelo médico regulador.

Em 87% dos casos, foi efectuado um procedimento diagnóstico ou terapêutico no local. Em 23% dos casos, o prognóstico vital do doente estava em risco à chegada (CCMS 4 e 5) e em 2,5% dos casos, foi tomada a decisão de limitar ou interromper o tratamento ativo (LATA).

Em 100% dos casos, o doente foi transferido para o serviço de urgência do hospital militar de Tunes, tendo sido internado no SAUV em 17% dos casos e na USR em 72% dos casos.

Na nossa série, 44% dos doentes foram mantidos na urgência por um período de 48 horas. 34% dos doentes foram internados no hospital. O regresso ao domicílio foi decidido em 18% dos casos.

Dois grupos patológicos predominaram nas altas do SMUR (60%): a patologia cardiovascular (32%), representada principalmente pela dor torácica, e a patologia respiratória (28%), liderada pela dispneia.

No nosso estudo, a reavaliação da gravidade clínica dos doentes e, por conseguinte, do grau de priorização da gestão pelo médico regulador (grau de urgência absoluta ou relativa) pelo médico de intervenção (pontuação CCMS) em comparação com a do médico de urgência (pontuação de triagem) mostrou uma discrepância estatisticamente significativa que apenas dizia respeito aos doentes com um nível de urgência elevado ("muito urgente" e "urgente") devido a uma sobreavaliação por parte dos médicos pré-hospitalares.

A análise crítica da concordância diagnóstica entre os médicos pré-hospitalares e os médicos hospitalares mostrou uma forte concordância para as patologias cardiovasculares e respiratórias. Em contrapartida, a concordância foi fraca para as patologias parietais e psiquiátricas, em conformidade com o princípio de excluir sempre uma causa orgânica antes de considerar uma causa psiquiátrica.

No caso específico da síndrome coronária aguda, a concordância diagnóstica entre os três médicos foi baixa (20% e 15% nos cuidados pré-hospitalares em comparação com 2,5% no serviço de urgência).

Devido à originalidade do trabalho, o nosso estudo é duplamente pertinente:

- Relevância metodológica: uma série exaustiva de todos os casos tratados pelo centro militar SMUR, com poucos dados em falta e uma rastreabilidade completa dos doentes.
- Relevância clínica: nosso estudo evidenciou a alta qualidade do atendimento prestado pelos militares do SAMU/SMUR.

Apesar dos esforços envidados pelo CMAMU para garantir um tratamento ótimo dos doentes com direito a tratamento, a harmonização das práticas nos diferentes centros de urgência pré-hospitalar continua a ser um problema a resolver num futuro próximo.

A introdução de uma estratégia pró-ativa nos serviços pré-hospitalares e nos serviços de urgência para o tratamento dos idosos é mais do que necessária nos dias que correm.

E o uso da telemedicina para diagnosticar e priorizar os pacientes pré-hospitalares representa uma excelente alternativa para melhorar o desempenho dos nossos serviços de atendimento pré-hospitalar e o subsequente tratamento dos nossos pacientes.

6 REFERÊNCIAS

1. Ghazali H, Souissi S, Touj H, Chermiti I, Ben Soltane I, Chaieb I, et al. Avaliação da carga de trabalho de um serviço móvel de emergência e reanimação durante as altas primárias. Evaluation et pre-hospitalier. Ann Fr Med Urgence. 2019;(7):5.

2. Manai H, Zelfani S, Aloui A, Yedes A, Zamiti A, Daghfous M, et al. Síndromes coronárias com elevação persistente do segmento ST no ambiente pré-hospitalar: factores preditivos de mortalidade. Evaluation et pre-hospitalier. Ann Fr Med Urgence. 2019;(1):18.

3. Gille des Buttes. Evaluation de la gravite des patients pris en charge au service medical d'urgence et de reanimation: comparaison de deux classifications: la CCMS et la CCMU modifiee [These]. Medecine: Nantes; 2004. 58p.

4. Suberville M, Belpomme V, Lenglet H, Casalino E. Enquete de satisfação em pré-hospitalar [online]. Soc Fr Med Urgence. [citado 05/07/2013]; [cerca de 1 ecrã]. Disponível em I'URL : https://www.sfmu.org/upload/70 formation/02 eformation/02 congres/Urgences/urgences2013/donnees/communications/resume/posters/CP225.pdf.

5. Kandri Z. Le service medical d'urgence et de reanimation primaire: bilan du service d'aide medicale urgente regional de Marrakech et perspectives de développement [Estes]. Medecine: Marrakech; 2015. 115p.

6. Omri M, Bouaouina H, Kraiem H, Chebili N, Methamem M, Jaouadi MA, et al. Lesions oubliees chez les traumatises en pre-hospitalier. Tunis Med. 2017;95(5):336-40.

7. Ribe N. Evaluation de la performance diagnostique au service d'aide medicale urgente/service medical d'urgence et de reanimation de Nantes [Estes]. Medicina: Nantes; 2005. 111p.

8. Morrison L, Cassidy L, Welsford M. Feedback de desempenho clínico para paramédicos: o que eles recebem e o que precisam. Acad Emerg Med. 2017;1(2):87-97.

9. Alta Autoridade de Saúde. Modalites de prise en charge d'un appel de demande de soins non programmes dans le cadre de la regulation medicale [Online]. Haute Autorite de Sante, [citado 01/03/2011];[cerca de 1 ecrã]. Disponível em URL: https://www.has-sante.fr/jcmsZc 1061039/en/modalites- de-prise-en-charge-d-un-appel-de-demande-de-soins-non-programmes-dans-le-cadre-de-la-regulation-medicale.

10. Alta Autoridade de Saúde. Prise en charge de I'infarctus du myocarde a la phase aiguë en dehors des services de cardiologie [On line]. Haute Autorite de Sante, [citado 27/04/2007];[cerca de 10 ecrãs]. Disponível em URL: https://www.has-sante.fr/jcmsZc 484720/en/prise-en-charge-de-l-infarctus- du-myocarde-a-la-phase-aigue-en-dehors-des-services-de-cardiologie#ancreDocAss.

11. Apoio médico e social. Guia das boas práticas de organização dos Centros 15 [Em linha]. **Agence Nationale d'Appui a la Performance des etablissements de sante et medico-sociaux, [20/10/2008];[about1 screen].** Disponível em URL: https://www.anap.fr/ressources/publications/detail/actualites/ameliorer- lorganisation-des-centres-15/.

12. Ministério da Saúde, da Juventude e dos Desportos. Rapport de la mission DGOS relative a la modernisation des services d'aide medicale urgent [Em linha]. Ministere de la sante, de la jeunesse et des sports, [citado 13/11/2008]; [cerca de 5 ecrãs]. Disponível em URL: https://solidarites- sante.gouv.fr/IMG/pdf/circulaire 337 131108.pdf.

13. Mallouli M, Hchaichi I, Ammar A, Sehli J, Zedini C, Mtiraoui A, et al. Audit des dossiers patients d'un service mobile d'urgence et de reanimation : de l'utilité d'un référentiel tunisien. Sante Publique. 2017;(29)1:71-9.

14. Romain T. Concordance entre les diagnostics poseses a la salle d'accueil des urgences vitales et les diagnostics hospitaliers d'aval [Estes]. Medicina: Nancy; 2012. 121p.

15. Matuszak C, Lamy A, Thiault F, Kervella A, Kergosien, Jacquemin B et al. Impact de l'organisation sur la definition d'une profession au sein du SAMU : Le cas des assistants de regulation medicale. Revue Fran^aise des sciences de l'information et de la communication [Online]. 2016 septembre [04/07/2019];9(1):[7pages]. Disponible al'URL: http://joumals.openedition.org/rfsic/2235.
16. Penverne Y, Jenvrin J, Debierre V, Martinage A, Arnaudet I, Bunker I, et al. Regulation medicale des situations a risque. Ann Fr Med Urgence. 2011;89(1):1015-33.
17. Poiner CN, Levine M, Shapiro N, Hantahan JP. Concordância da avaliação do campo e do departamento de emergência na gestão pré-hospitalar de pacientes com dispneia. Prehosp Emerg Care. 2003;7(3):440-4.
18. Berthier F. Semiologie telephonique des detresses vitales reelles. Ann Fr Med Urgence. 1998;2(1):4-6.
19. Ramadanov N, Klein R, Ramadanova N, Wilhelm B. Influência do tempo de missão no diagnóstico correto pelo médico de emergência pré-hospitalar: um estudo retrospetivo. Emerg Med Int. 2019;1(1):1-6.
20. Seyed AM, Nasiripour AA, Tabibi SJ, Masoudi I. Avaliação da melhoria do desempenho dos serviços de urgência - uma revisão sistemática dos factores de influência. Emerg Med Int. 2016;55(1):85-100.
21. Rodriguez CG, Villar DC, Campo I. Coerência diagnóstica entre atenção primária e atenção especializada após consulta de urgência. Atenprimaria. 2000;7(25):292-6.
22. Brunel O, Dehours E, Charpentier S, Bounes V. Comparação do desempenho de um algoritmo versus a intuição médica no diagnóstico de SCA não ST+ no ambiente pré-hospitalar. Ann Fr Med Urgence. 2018;(2):87.
23. Senicourt. Concordance des diagnostics pre-hospitaliers et hospitaliers chez les patients adresses aux services d'accueil des urgences adultes de Saint Nazaire par SOS medecins : une évaluation des pratiques professionnelles [Estes]. Medicina: Nantes; 2016. 139p.
24. Sociedade Francesa de Medicina de Urgência. SAMU Centro 15: novas profissões e novas práticas. Referências. SFMU [Em linha]. [cité en Mars2015];[environ 86 ecrans]. Disponible a I'URL: https: //www.samu-urgencesdefrance.fr/medias/files/155/802/sfmusudf_referentiel_samu_201 5.pdf.
25. Giroud M. La regulation medicale en medecine d'urgence. Reanimation. 2012;18:737-41.
26. Karma S, Zouari A, Frikha M, Dridi S, Ghanem C, et al. Arret cardiorrespiratório em idade pré-hospitalar . TunisMed . 2011;89(6):529-33.
27. Jonathan RS, Fernandez R, Shimberg B, Garifo M, Correll M. The Association between emergency medical services field performance assessed by high fidelity simulation and the cognitive knowledge of practicing paramedics. Soc Acad Emerg Med [Online]. 2011 novembro [17/11/2011];18(11):[8]. Disponível em URL: https://onlinelibrary.wiley.com/doi/full/10.1111/i.1553-2712.2011.01208.x.
28. Saidi H, Hrizi L, Touihri N, Fayala R, Ben Yahya C, Gharsalli MN, et al. Jeunesse et vieillesse a travers le Recensement General de la Population et de I'Habitat 2014 [online]. Inst Nat de Sante, 2014 [citado em outubro de 2017]; [aproximadamente 101 ecrãs]. Disponible a I'URL: http://www.ins.tn/sites/default/files/publication/pdf/Livret-Jeunesse- oldage.pdf.
29. Rasmussen MB, Frost L, Stengaard C, Brorholt JU, Dodt K, Sondergaard HM, et al. Desempenho diagnóstico e atraso do sistema usando telemedicina para diagnóstico pré-hospitalar na triagem e tratamento de STEMI. Heart. 2014;100(9):711-5.

7 APÊNDICES

APÊNDICE 1: Formulário de notificação de caso (CRF)

Centro Militar de Assistência Médica Urgente CMAMU HMPIT	2018	Serviço de Urgência SAU HMPIT

Estudo: concordância entre os diagnósticos efectuados por médicos reguladores e médicos de intervenção
versus médicos de urgência

FORMULÁRIO DE RELATÓRIO DE CASO N°/

A PREENCHER PELO MÉDICO REGULADOR

DATA N.° do doente /Mês N.° do ficheiro

1/ Dados do doente

Data de nascimento / Idade		Sexo M/F		Estado MA 1 FM 2	
Endereço, localização do doente :					
Grande Tunísia (especificar)	Bizerte	Nabeul	Zaghouan	Beja	Outros (especificar)
Hora da chamada	...HH...MM	Decisão -T ransferência 1 -Deixar no local 2		SMUR A 1 SMUR B2	

Suspeita de diagnóstico após a regulação (tão exacta quanto possível)
Qual é a relevância do seu diagnóstico?

Muito baixo	Baixa	Média	Forte	Muito forte	Certos

Nível de emergência :

Emergência absoluta		**Urgência relativa**	
R1	**R2**	**R3**	**R4**

Secção 2: para o médico de urgência da SMUR

A PREENCHER PELO MÉDICO DA SMUR

DATA N.° do doente /Mês N.° do ficheiro

1/ Dados relativos à transferência

Hora de ativação do SMUR: HH MM

Equipa SMUR

MG	
Residente	
Enfermeira	
Outros	

Exames complementares efectuados

ECG	

Dextro	
Hemocue	
HbCO	

Suspeita de diagnóstico de SMUR (o mais exato possível)

Destino da transferência :

- Emergências de HMPIT: (1s /2não)
- Outro serviço HMPIT : (especificar)
- Outro Estabelecimento : Departamento : (especificar)

Grupo de Diagnóstico	
Classe CCMS	

Secção 3: A preencher pelo médico do serviço de urgência

A PREENCHER PELO INVESTIGADOR NO SERVIÇO DE URGÊNCIA DO HMPIT

DATA N.º do doente /Mês N.º do ficheiro

Nível de emergência da triagem (escala canadiana) :

T1	T2	T3	T4	T5

Setor dos cuidados :

SAUV	SSR	Consulta BOX	RAD de Ordenação

Diagnóstico de saída :

Tempo de permanência no serviço de urgência: (em horas/dias)

Exames complementares

Biologia		Imagiologia	

Resultado final do doente :

Reanimação		UHCD	
Medicina (especificar)		RAD	
Cirurgia (especificar)		DCD	

République Tunisienne
Ministère de la Défense Nationale
Direction Générale de la Santé Militaire

ANNEXE 2 : CMAMU
Fiche de Régulation Médicale

N° Mission :
Date : ---/---/----- Heure : ---h---
Permanencier : ------------------------
Médecin Régulateur : ---------------------

Ligne :
199 □
RIID □ ---------------
Autre □ ---------------

Appelant :
Nom : ----- ---- Prénom : ----------
Statut : -------- Tél : -------------
Adresse : ------------------------------

Patient □ SAMU/SMUR □
Tierce Personne □ Protection Civile □
Médecin de Corps □ Police □
Hôpital Militaire □ Garde Nationale □
Hôpital Civil □ Clinique Privée □
MLP □ Autres ---------- □

Identité du Patient :
Nom : ---------- Prénom : ----------
Age : ----------- Sexe : M □ F □
Statut : --------- Grade : ----------
Mle/CS : --------- Tél : -------------
Adresse : ------------------------------
Rue : ---------------------------------
Près de : ------------------------------

Lieu de l'Intervention :
Domicile □ Hôpital □
Voie Publique □ Unité Militaire □
Lieu Public □ Cabinet Médical □
Lieu de Travail □ Clinique □
Autres ---------- □

Nbre de Victimes : ---

Motif de l'Appel :
Demande d'aide non méd. URG □
Demande d'aide méd. non URG □
Demande d'aide méd. URG □
(P0-P1-P2)

Interrogatoire et Pré-bilan □
Source de l'information :
(Patient - Appelant)

Détails du compte-rendu □

Pathologie évoquée :
Cardio-vasculaire □
Respiratoire □
Neurologique □
Endocrinologique □
Digestive □
Toxicologique / Intoxication □
Infectieuse □
Traumatologique / Plaie par balle □
Gynéco-Obstétrique □
Urologique / Néphrologique □
ORL □
Ophtalmologique □
Psychiatrique □
Stomatologique □
Autres -------------------- □

Décision de la Régulation :
Sortie Primaire □
S. Secondaire : Transfert □
S. Secondaire : ExCompl □
S. Secondaire : Acte Spécifique □
Conseil médical □
Aviser le Médecin de Corps □
Vers URG par un moyen simple □
Indisponibilité des moyens □
Demande incomplète □
Transfert de l'appel au -------- □

Véhicule engagé :
Ambulance A □
Ambulance B □
VL □
Autres -------------------- □

Départ de la Base : ---h--- Arrivée sur les Lieux : ---h---

Bilan du médecin intervenant :

Décision :
Evacuation / Transfert □ Annulé avant arrivée SP □
LSP vivant □ Pas de victime/Victime non vue □
Refus d'évacuation □ Evacué par propre moyen □
DCD sans réanimation □ Evacué par ambulance □
DCD après réanimation □ Evacué par PC □
Conseil □ Evacué par ------- □

Départ des Lieux : ---h--

Evolution et Suivi :
Stationnaire □ Aggravation □
Amélioration □ Décès □

Arrivée à Ets Receveur : ---h---

Etablissement Receveur : ------- Service : ---------------
Régulation faite : Oui □ Non □
Médecin : ------------------ Tél : ------------------

Départ de Ets Receveur : ---h--- Retour à la Base : ---h---

Utilité de l'Intervention :
Utile □ Inutile □
Mission Terminée : □

Apêndice 3: Processo médico da CMAMU (formulário de procedimento)

República da Tunísia Ministério da Defesa Nacional Direção-Geral da Saúde Militar	**Dossier médico** **CMAMU**

MISSÃO :

Fiche N° : Data: / / MédicoRegulador :
Médico responsável pela intervenção: Enfermeiro :
Motorista de ambulância :
Localização :

Meios de intervenção: AR □ VL □ Evasan □ Motivo da chamada :

□ Passeio primário □ Saída secundária (Transferência) □ Saída secundária (Ex Compl) □ Produção secundária (Ato Especializado)	Hora de chamada : h Hora de início da base: h Hora de chegada Localização: h Hora de início Localização: h Hora de chegada Hospital de receção : h Hospital de receção Hora de partida: h Hora de chegada da base: h

Serviço requerente: Dr :
Tel:
Serviço de receção: Acordo com o Dr. :
Tel:

IDENTIFICAÇÃO DO DOENTE :

Apelido: Nome próprio: Sexo M □ F □ Data de nascimento
data de nascimento: /.../
Estatuto: Grau: Mle / CS :
Endereço:

ATCD :

TRATAMENTO EM CURSO :

HDM :

AVALIAÇÃO CLÍNICA INICIAL :

Neurológico :
Cardiovascular :
Respiratório :
Gastrointestinal :
Osteoarticulares :
Ginecológico :
Renal :
Outros :

EMBALAGEM :

		AMBIENTE VENOSO				AÉREAS	VENTILAÇÃO MECÂNICA
A	S	Periférico :	G	A	S	O2 nasal :	Moda :
A	S	Periférico :	G	A	S	Máscara facial :	Fi O2 :
A	S	Periférico :	G	A	S	Máscara de alta concentração :	Volume corrente : ml
A	S	KT venoso Central :	F	A	S	Máscara laríngea n° :	Frequência : / min
A	S	Desilet :	F	A	S	Abordagem traqueal n° :	PEEP : cm H2O

A	S	Âmbito de aplicação	A	S	Tala	A	S	Cateter urinário :
A	S	VAC	A	S	Colar cervical	A	S	Sonda gástrica :
A	S	CPAP	A	S	Plano rígido	A	S	Dreno torácico :
A	S	NVI	A	S	Concha	A	S	Outros :

A: Condicionado antes **S:** Condicionado pelo SMUR

ECG :

MONITORIZAÇÃO :

Tempo											
GCS											
TA											
FC											
FR											
SPO2											
T°											
DGA											

TRATAMENTO :

P	1										
E	2										
R	3										
F.	4										
Sangue											
D	1										
R	2										
O	3										
G	4										
	5										
	6										
U E S	7										

RCP : □

DECISÃO :

LSP □ (Vivo - DCD sem rea - DCD após rea - Recusa de evacuação* - Aconselhamento médico)

Transporte □

EVOLUÇÃO :

Estacionário □ Melhoria □ Agravamento □

Mortes □

INSTITUIÇÃO RECEPTORA: Serviço de receção :

Confia no Dr.

DIAGNÓSTICO :

* Esta assinatura certifica que o paciente recusou o transporte. Nome completo: N°CIN :

Assinatura :

CODIFICAÇÃO DAS OPERAÇÕES DE TRANSPORTE DA CMAMU

Número de transporte :

DIAGNÓSTICO :

R: Acidentes e patologias diversas :

- □ **A 00** Outras patologias
- □ **A 01** Eletrificação
- □ **A 02** Enforcamento / Estrangulamento
- □ **A 03** Afogamento

I: Intoxicação / Toxicodependência :

- □ **I 00** Outras intoxicações
- □ **I 01** Intoxicação por drogas/álcool
- □ **I 02** Consumo agudo isolado de álcool
- □ **I 03** Intoxicação por gás, fumo (CO...)
- □ **I 04** Envenenamento por cáusticos, derivados do

□ **A 04** Hipotermia
□ **A 05** Golpe de calor / Hipertermia maligna
□ **A 06** Síndrome de esmagamento / Rabdomiólise
□ **A 07** Burns
□ **A 08** Alergia, choque anafilático
□ **A 09** Choque hipovolémico
□ **A 10** Choque inexplicável
□ **A 11** Ferimento de bala / Explosão de mina

C: Patologia cardiovascular :
□ **C 00** Outras patologias cardíacas
□ **C 01** Paragem cardíaca
□ **C 02** Síndrome coronária não ST +
□ **C 03** Síndrome coronária ST+
□ **C 04** Embolia pulmonar
□ **C 05** Outras dores no peito
□ **C 06** Perturbações do ritmo
□ **C 07** Perturbações da condução / Marca-passos
□ **C 08** Choque cardiogénico
□ **C 09** Emergência hipertensiva
□ **C 10** Síndrome pulmonar cardiogénica aguda
□ **C 11** Patologia vascular

D: Patologia Digestiva / Uro-Nefrológica :
□ **D 00** Outros aparelhos digestivos e uro-nefro
□ **D 01** Hemorragia digestiva
□ **D 02** Insuficiência renal aguda

E: Patologia endócrina/metabólica :
□ **E 00** Outros distúrbios endócrinos e metabólicos
□ **E 01** Hipoglicemia
□ **E 02** Desidratação
□ **E 03** Insuficiência suprarrenal agudaë

F: Patologia infecciosa :
□ **F 00** Outras doenças infecciosas
□ **F 01** Choque sético
□ **F 02** SIDA

G: Patologia gineco-obstétrica :
□ **G 00** Outras patologias gineco-obstétricas
□ **G 01** GEU
□ **G 02** Ameaça de parto
□ **G 03** Parto
□ **G 04** Eclampsia / Pré-eclampsia
□ **G 05** Metrorragias
□ **G 06** Aborto / Ameaça de aborto
□ **G 07** Angústia neonatal

petróleo
□ **I 05** Intoxicação por produtos agrícolas

N: Patologia neurológica :
□ **N 00** Outras afecções neurológicas
□ **N 01** H. meningee / Acidente vascular cerebral / AIT / HIC
□ **N 02** Convulsão / EMC
□ **N 03** Outros estados de coma
□ **N 04** Desconforto / PC breve

O : Oftalmologia / Otorrinolaringologia / Estomatologia :
□ **O 00** Patologia oftalmológica
□ **O 01** Patologia otorrinolaringológica
□ **O 02** Patologia estomatológica

P: Patologia pulmonar e respiratória :
□ **P 00** Outras patologias pulmonares e respiratórias
□ **P 01** Asma
□ **P 02** Dispneia / Dificuldade respiratória agudaë
□ **P 03** Pneumotórax não traumático
□ **P 04** edema lesional
□ **P 05** Hemoptise

Q : Patologia psiquiátrica :
□ **Q 00** Outras doenças psiquiátricas
□ **Q 01** Agitação / Estado de confusão
□ **Q 02** Histeria / Simulação
□ **Q 03** Ansiedade / Ataque de ansiedade

T : Traumatologia / Ortopedia :
□ **T 00** Outras afecções traumáticas
□ **T 01** TC com isolamento
□ **T 02** Ferimento ligeiro
□ **T 03** Polycontus / Feridas graves e/ou múltiplas
□ **T 04** Polifractura
□ **T 05** Politraumatismo
□ **T 06** Fratura isolada de um membro
□ **T 07** Traumatismo da coluna vertebral
□ **T 08** Traumatismo abdominal
□ **T 09** Traumatismo pélvico
□ **T 10** Traumatismo torácico
□ **T 11** Traumatismo maxilofacial
□ **T 12** Patologia ortopédica não traumática
□ **T 13** Patologia vascular traumática

LOCALIZAÇÃO DE INTERVENÇÃO :
□ Início
□ Sítio militar
□ Estradas públicas
□ Local público
□ Local de trabalho
□ Local de detenção
□ Hospital
□ SMU
□ Prática médica
□ Clínica
□ Outros

CIRCUNSTÂNCIAS:
□ Acidente doméstico
□ AVP pieton
□ AVP duas rodas
□ AVP veículo ligeiro
□ AVP veículo pesado de mercadorias
□ AVP transportes públicos
□ Acidente ferroviário
□ Queda de uma grande altura
□ Desmoronamento de instalações
□ Incêndio, Explosão
□ Acidente de trabalho
□ Acidente desportivo
□ Agressão física
□ Ferida de facada
□ Ferimento por arma de fogo

PATOLOGIA PRINCIPAL EVOQUEE:
□ Acidentes e patologias diversas
□ Patologia cardiovascular
□ Patologia digestiva / Uro-Nefro
□ Patologia endócrina/metabólica
□ Doenças infecciosas
□ Patologia Gineco-Obstétrica
□ Intoxicação / Toxicodependência
□ Patologia neurológica
□ Oftalmologia / Otorrinolaringologia / Estomatologia
□ Patologia pulmonar e respiratória
□ Patologia psiquiátrica
□ Traumatologia / Ortopedia

	☐ Patologia médica ☐ Outros	

SCORE DE GLASGOW (GCS) :

Ouverture des yeux (Y)	Spontanée
	Sur ordre
	A la stimulation douloureuse
	Absente
Réponse verbale (V)	Cohérente
	Confuse
	Inappropriée
	Incompréhensib
	Absente
Réponse motrice (M)	Sur ordre
	Orientée
	Evitement inadapt
	Flexion
	Extension
	Absente

GCS = ... / 15

SCORE DE MALINAS :

Score / *Critères*	0	1	2
Parité	1	2	> 3
Durée travail	< 3 h	3-5 h	> 5 h
Durée contractions	< 1 min	1 min	> 1 min
Intervalle	> 5 min	3-5 min	< 3 min
Perte des eaux	Non	< 1 h	> 1 h

Total = ...

-Si Score < 5 : Transport possible vers une maternité

-Si Score > 6 : Menace d'accouchement imminent

REGLE DES 9 DE WALLACE :

SCB : ....%

3ème degré : ....%

Apêndice 4: Classificação das prioridades pelo médico regulador

R1	Emergência óbvia ou latente com risco de vida que exija a intervenção de um serviço médico de emergência.
R2	Emergência que exija o envio de um médico local, de uma ambulância ou de um VSAV dentro do prazo contratualmente acordado.
R3	Utilização do serviço de cuidados permanentes (PDS), uma vez que o tempo não constitui um fator de risco em si mesmo.
R4	Conselho Médico.

CCMS	Definição
Classe 1	Doente estável que não necessita de procedimentos diagnósticos ou terapêuticos nem de monitorização no local
Classe 2	Doente estável que necessita de, pelo menos, um procedimento de diagnóstico ou terapêutico, ou de monitorização no local
Classe 3	Condição clínica que pode piorar sem ameaçar a vida
Classe 4	Prognóstico vital ou funcional imediato sem necessidade de tratamento para salvar a vida
Classe 5	Condição de risco de vida que requer reanimação vital.
Classe 6	Vítima morta antes da chegada dos SMUR (não foi efectuado qualquer procedimento de reanimação)

APÊNDICE 6: A Classificação Clínica das Doenças do Serviço de Urgência (CCED) :

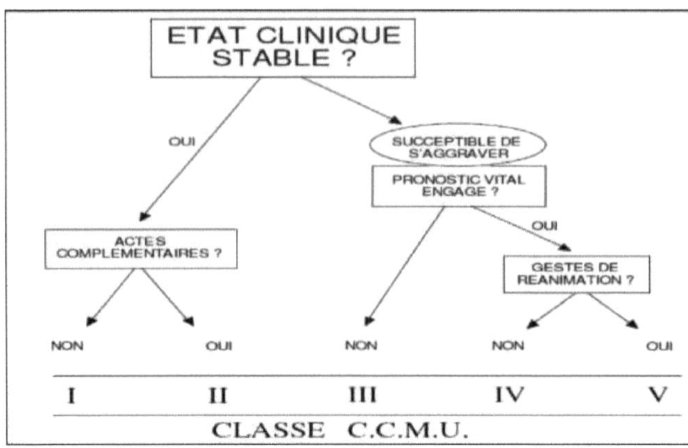

APÊNDICE 7: Pontuação da triagem de emergência (escala Monastir)

Pontuação de ordenação

APELIDO/NOME PRÓPRIO :

Variables	4	3	2	1	0	1	2	3	4
Age (ans)	-	-	-	-	< 45	45/65	66/75	76/85	> 86
Pouls	> 180	140/ 179	110/ 139	-	70/ 109	-	55/69	40/54	< 40
T.A.S.	> 200	-	160/ 199	-	80/ 159	-	55/79	-	< 55
Température	> 41	39/4 0	-	38.5/ 38.9	36/ 38.4	34/ 35.9	32/ 33.9	30/31.9	< 30
F. respiratoire	> 36	29/3 5	24/ 28	21/ 23	14/20	12/ 13	10/11	6/9	< 9
Sa O_2 (AA)	-	-	-	-	> 93	90/ 93	88/89	-	< 89
Coma Glasgow Score (CGS)	***Déficit moteur***	-	-	-	15	-	-	-	< 14
Echelle de douleur E.V.A. %	-	-	-	-	< 10	10/ 29	30/49	50/69	> 70

Situations particulières			
Douleur thoracique	4 Pts	Etat d'agitation	4 Pts
Perte de connaissance	4 Pts	Poly traumatisme	4 Pts
intoxication	4 Pts	Fracture ouverte	4 Pts
Brûlure ou électrocution	4 Pts	saignement	4 Pts

Patients référés	2 Pts
Antécédents	
Insuff. respiratoire/chronique/asthme	2 Pts
Insuffisance rénale chronique	2 Pts
Diabète	2 Pts
Antécédents cardiaques	2 Pts
Cirrhose	2 Pts

Apêndice 8: Interpretação do índice de concordância Kappa

Acordo	Índice Kappa
Excelente	> 0,80
Bom	0,60 < κ < 0,80
Médio	0,40 < κ < 0,60
Medíocre	0,20 < κ < 0,40
Mau	0 < κ < 0,20
Executável	< 0

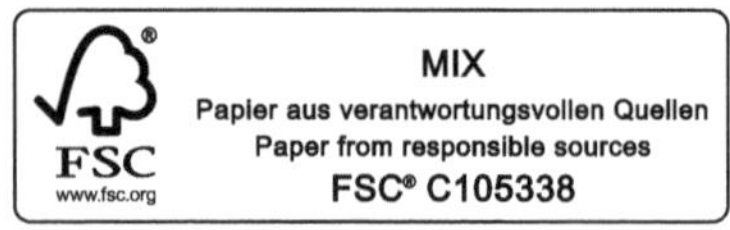

Printed by Books on Demand GmbH, Norderstedt / Germany